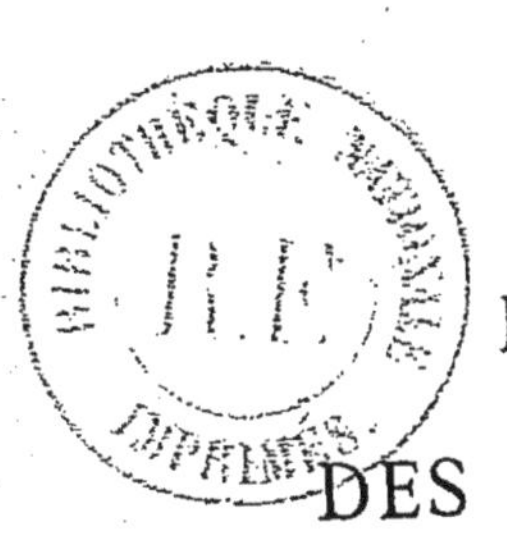

LES MALADIES
DES VOIES URINAIRES

BIBLIOTHÈQUE DE MÉDECINE PRATIQUE

LES MALADIES

DES

VOIES URINAIRES

Prix : 2 FR. 50

PARIS

Librairie du " MONDE MÉDICAL "

47, Rue du Docteur-Blanche

LES MALADIES

DES

VOIES URINAIRES

Les maladies des voies urinaires constituent l'un des chapitres les plus importants de la pathologie. Leur connaissance est indispensable au praticien. Malheureusement, les données que les classiques nous fournissent à leur sujet se modifient d'année en année, si bien qu'à moins d'être étroitement spécialisé, il devient très difficile de se tenir au courant des progrès effectués. Aussi avons-nous cru être utiles à nos confrères en résumant à leur intention les notions éparses dans une foule de traités et de périodiques divers. Ils trouveront — nous l'espérons du moins — dans les pages qui suivent un exposé aussi succinct que possible des affections urinaires qu'ils ont, le plus souvent, l'occasion de rencontrer et de traiter : nous voulons parler des *urétrites*, des *cystites* et des *pyélonéphrites*. Cet exposé se compose de trois parties. La première est consacrée à la *clinique*. Dans la seconde, nous exposons les *idées traditionnelles en matière de thérapeutique*. Enfin, la troisième montre quels résultats on peut obtenir si, aux méthodes classiques, on ajoute ou substitue, suivant les cas, certaines *médications* bien choisies. Pour rédiger les deux premiers chapitres, nous avons largement puisé dans les excellents articles de MM. les Drs FOURNIER (*Dict. Jaccoud,* art. *Blennorrhagie*), POUSSON *(Précis des maladies des voies urinaires,* O. DOIN, éditeur, Paris) ; TUFFIER (*Traité Duplay-Reclus,* MASSON et Cie, éditeurs, Paris) ; BOUILLY (*Manuel dit des Quatre Agrégés,* MASSON et Cie, éditeurs) ; ALBARRAN (*Traité Le Dentu-Delbet,* J.-B. BAILLIÈRE, éditeur, Paris) ; BALZER (*Traité Brouardel-Gilbert,* art. *Blennorrhagie,* J.-B. BAILLIÈRE, éditeur), et LEGUEU (*Traité chirurgical d'Urologie,* F. ALCAN, éditeur, Paris).

PREMIÈRE PARTIE

ÉTUDE CLINIQUE

Nous commencerons ce chapitre par l'étude des *urétrites*, qu se divisent tout naturellement en aiguës et chroniques et, à propos des premières, nous décrirons la *Blennorrhagie* dans le sexe féminin. Nous ne ferons, par contre, qu'un article sur les *cystites*. Enfin, dans les *pyélonéphrites*, nous séparerons, avec la majorité des auteurs, les pyélonéphrites simples, sans rétention, et les pyonéphroses.

CHAPITRE PREMIER

LES URÉTRITES

On en distingue deux variétés principales : *urétrites aiguës, urétrites chroniques.* L'une et l'autre relèvent d'ailleurs, dans l'immense majorité des cas, d'une infection blennorrhagique. Il convient donc, avant d'entreprendre leur étude, de rappeler brièvement les notions classiques relatives au gonocoque.

A. — Le Gonocoque.

Le gonocoque, agent causal de toutes les infections blennorrhagiques, a été bien étudié par NEISSER en 1879, et par SÉE dans sa thèse inaugurale (Paris, 1896). Voici ses caractères principaux :

Caractères morphologiques. — Il se présente sous la forme d'un diplocoque ovoïde formé de deux parties, séparées par une ligne claire; chaque partie a la forme d'un *grain de café* ou d'un haricot opposant à l'autre une face légèrement excavée, l'ensemble ayant été parfois comparé à certains petits pains (fig. 1).

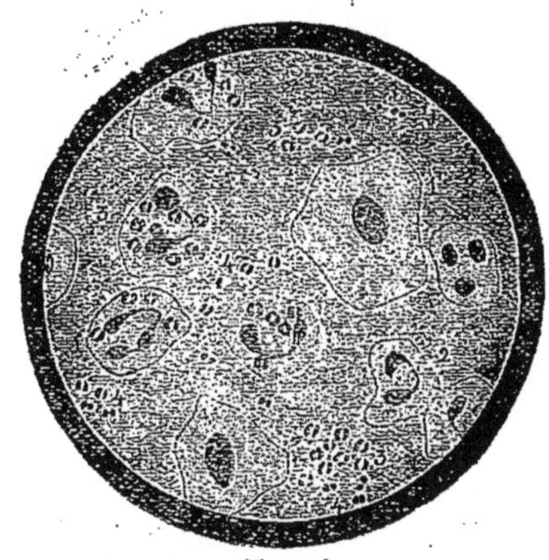

(FIG. 1.)

**Pus blennorrhagique : Double coloration :
Gram-Fuchsine diluée.**

1. Cellule épithéliale.
2. Leucocytes.
3. Les gonocoques colorés en rouge.
4. Diplocoques gardant le Gram, colorés en violet foncé.

Remarquer le siège intracellulaire de beaucoup de gonocoques.

La fente intermédiaire fait partie d'une zone claire entourant les éléments, que limite immédiatement une bordure étroite prenant intensément les matières colorantes. Ainsi, le gonocoque *ne donne jamais de chaînettes,* mais il est constitué par des *amas* caractéristiques formés d'un certain nombre de diplocoques diversement accouplés.

Deuxième caractère fondamental du gonocoque : c'est sa *situation intracellulaire,* constante lorsqu'il se trouve dans le pus et surtout dans le pus urétral. Aussi, dit M. BALZER, lorsqu'on le recherche dans le pus, faut-il avoir soin de ne pas frotter les lames de verre l'une contre l'autre, mais étaler délicatement le pus sur la lame sans l'écraser. On constate ainsi que le gonocoque occupe constamment l'intérieur des leucocytes.

Caractères de coloration. — Le gonocoque est rapidement et énergiquement coloré par toutes les couleurs basiques d'aniline, et surtout le bleu de méthylène qui représente pour lui le réactif de choix (SÉE). Fait capital, il est *rapidement et complètement décoloré par le Gram,* comme l'a démontré M. ROUX, de Lyon.

Caractères culturaux. — Le gonocoque *pousse difficilement sur tous les milieux* usités en bactériologie. Ceux sur lesquels il se développe le moins mal sont le *sérum sanguin* (BUMM), le *sérum gélosé* (WERTHEIM) et surtout la *gélose sanglante* de BEZANÇON et GRIFFON, qui permet, seule, en pratique, d'obtenir des cultures caractéristiques. Les colonies apparaissent de bonne heure, présentent des caractères morphologiques très nets et conservent leur virulence un temps relativement long. Cependant *la vitalité du gonocoque est toujours précaire*, et, bien des fois, on aura la surprise de constater la mort des cultures, malgré toutes les précautions. Sur les divers milieux, les colonies apparaissent après vingt-quatre heures, sous forme de *gouttelettes de rosée* transparente qui ont peu de tendance à la confluence. Un peu plus tard, elles offrent une *partie centrale* plus épaisse et un *bord coupé net, dentelé*, puis la partie centrale se dessèche, tandis que le bord pousse des prolongements irréguliers qui se comportent comme autant de colonies secondaires.

En ce qui concerne sa *nutrition*, on peut dire que les albumines du sérum lui fournissent son principal aliment. Ce germe a besoin d'un *milieu modérément alcalin* ; il *supporte mal la chaleur* ; la température la plus favorable à son développement serait de 36°. Nous avons déjà vu que, même placées dans les meilleures conditions, les cultures vivent peu. Ajoutons que le gonocoque est sensible à la dessiccation, à la dilution dans l'eau et à l'action des antiseptiques ; ses toxines sont encore mal connues, mais son rôle pathogène est hors de contestation. Divers auteurs ont pu, en effet, reproduire des urétrites ou des conjonctivites blennorrhagiques par l'inoculation de pus urétral ou de cultures de gonocoques. Par contre, *l'inoculation aux animaux reste presque toujours négative*.

Les *connexions* du gonocoque sont encore mal déterminées ; rappelons qu'il présente des affinités très grandes avec le *catarrhalis* et le *méningocoque* ; mais, en ce qui concerne le premier, outre la notion de l'origine de l'exsudat à étudier, les différences de culture suffisent et permettent de distinguer deux microbes morphologiquement identiques (BEZANÇON et I. DE JONG). En ce qui concerne les relations du gonocoque et du méningocoque, elles sont des plus étroites et il faut recourir à des épreuves très délicates : fermentation des sucres, recherche des sensibilisatrices, pour arriver à différencier d'une façon certaine ces deux germes.

Pénétration du gonocoque. — Le gonocoque peut se développer sur toutes les variétés d'épithélium des muqueuses ; il pénètre dans les cellules et peut aussi cheminer entre elles, il provoque leur desquamation et un appel de leucocytes dans l'intérieur desquels il se multiplie. Ses propriétés pyogènes s'exercent aussi bien sur le tissu épithélial que sur le tissu sous-muqueux, d'où il peut être transporté à distance par métastase. Il se trouve surtout à la surface des muqueuses, mais aussi dans leurs annexes. C'est ainsi que « dans l'urètre, il envahit les lacunes, les glandes, et vit pendant longtemps dans les diverticules de la muqueuse, provoquant des recrudescences, des réinfections, des complications, et des contagions inattendues » (BALZER). On le trouve constamment dans le pus de l'urétrite aiguë, moins constamment, mais encore fréquemment, dans le pus de l'orchite et de la prostatite. Chez la femme adulte, on ne le trouve pas toujours facilement dans le vagin, ni même dans l'utérus. Il a été signalé surtout dans les trompes, le péritoine, les glandes de Bartholin, etc. Dans l'urétrite chronique, il est exceptionnel qu'on le trouve, bien qu'il joue le rôle fondamental dans le déterminisme de cette affection. De la région primitivement atteinte, il gagne les zones voisines par l'intermédiaire des voies lymphatiques, et finit, dans certains cas, beaucoup moins rares qu'on ne le croyait jadis, par envahir toute l'économie à la faveur d'une infection sanguine. C'est en effet par la septicémie que l'on explique aujourd'hui, comme on le verra plus loin, les cas d'endocardite, d'aortite, de phlébite, et surtout de rhumatisme blennorrhagique.

Un mot encore au sujet des *infections associées*.

La blennorrhagie est l'occasion d'infections associées ou secondaires. On a signalé dans le canal des *pseudo-gonocoques*, très difficiles à différencier du véritable gonocoque ; divers microbes pyogènes : staphylocoques, streptocoques, pneumocoques, bacilles de la diphtérie, colibacilles : quelque important que soit leur rôle, il est acquis, d'une façon définitive, que *le gonocoque constitue le véritable agent pathogène de la blennorrhagie et de ses principales complications.*

Technique. — Pour rechercher le gonocoque dans le pus urétral, on prendra quelques lames de verre bien propres, on appliquera à leur surface une goutte de pus qu'on étalera le mieux

possible avec la tête d'une épingle ; la préparation une fois sèche
est passée rapidement trois fois de suite à la flamme, de façon à
ce que la face enduite se trouve en haut. On laisse refroidir. On
verse ensuite sur la lame du violet phéniqué qu'on laisse en
place quelques minutes ; puis, *sans laver à l'eau*, on ajoute de la
solution iodo-iodurée, qu'on laisse agir trois minutes. Ensuite,
passage direct dans l'alcool absolu pendant une minute à une
minute et demie, jusqu'à ce que l'alcool n'enlève plus de couleur.
Alors seulement, on lave à l'eau et l'on peut colorer à la vésuvine
(MACÉ).

B. — Urétrites aiguës.

Etiologie. — Il est intéressant, avant d'exposer nos idées
modernes sur le sujet, de rappeler les conceptions d'AMBROISE
PARÉ. Pour lui, comme pour son ami THIERRY, « la chaude-pisse
uient de trois causes, à scauoir : de trop grande repletion, de
trop grande inanition et de contagion ».

« Celle qui se fait par *repletion* est causée d'une trop grande abondance de sang,
ou pour auoir été à cheual ayant le soleil à dos, ou pour auoir usé de uiandes
chaudes, âcres et diurétiques et flatueuses, qui causent tension et chaleur, dont
s'ensuit inflammation des parties génitales... ou pour s'estre trop longtemps abstenu
de la compagnie des femmes, pour ceux qui ont coustume d'en user, et desquels
l'excrétion de telles parties est débile, ne s'en pouvant défaire de soy-mesme ; de
tant que telle manière supprimée se corrompt, et, venant à sortir, fait ardeur et
douleur par acrimonie de chaleur estrange. Or, ces prostates peu après s'apostèment,
et leur sanie qui découle avec une certaine corrosion le long du canal de la uerge,
y fait quelques ulcères, au moyen desquels l'urine, qui est âcre, passant par-dessus,
les mordique et corrompt davantage : chose qui cause aux patients une grande
douleur, qui mesme continue quelque temps après auoir uriné. Aussi en l'érection
de la uerge se fait une contraction qui provient de l'inflammation et de l'esprit
flatueux qui remplit le nerf cauerneux, par laquelle repletion la uerge se grossit et
allongit.

« Celle qui se fait par *inanition*, aduient pour avoir trop et intempestueusement
usé de l'acolade amoureuse ; car tel excès, et autres semblables, tarissent l'humidité huileuse et naturelle de ceste glandule, laquelle consommée, l'urine de son
acrimonie blesse et offense la uerge, causant une cuisson et chaleur contre nature
en ceste partie, qui se sent principalement en urinant, dont est appelée pisse-chaude.

« Celle qui uient de *contagion* se fait pour auoir eu la compagnie de ceux qui en sont
infectés, soit l'homme ou femme, pour auoir habité avec celle qui peu auparavant
aurait receu la semence de l'homme contaminé dudit mal, ou qui aurait ses purga-
tions blanches, quelques ulcères dans les parties honteuses, quelque matière pro-
cédante de la verolle, ou quelque esprit vénéneux et virulent qui, s'insinuant ès
parties génitales, les infecte, et quelques fois tout le corps. »

Nos idées ne sont pas tellement éloignées de celles d'A. PARÉ, et si nous ne croyons plus à la réplétion ou à l'inanition, nous admettons comme lui le rôle de la contagion. Pour nous, l'urétrite blennorrhagique est *toujours due au gonocoque*, et, *toujours également, le gonocoque vient de l'extérieur*. On n'admet plus actuellement que le gonocoque puisse vivre à l'état saprophytique dans l'urètre. De même la possibilité d'une blennorrhagie vraie, indépendante de toute infection gonococcique, chez un individu échauffé par des excès de coït et de boisson, et qui a suivi à la lettre la fameuse recette de RICORD, ne rencontre plus aujourd'hui la moindre créance. Enfin on ne pense plus qu'une femme saine puisse, à la faveur de la menstruation, transmettre la blennorrhagie à son partenaire. Pour communiquer à quelqu'un la blennorrhagie, il faut d'abord en être atteint. La plus belle fille du monde, fait remarquer le Professeur FORGUE, ne peut donner que ce qu'elle a. Dans l'immense majorité des cas, l'urétrite blennorrhagique *se contracte donc dans les rapports sexuels*.

S'il faut tenir compte des prédispositions individuelles, il *n'existe pas d'immunité*, comme on l'a cru longtemps. Certains terrains lymphatiques sont plus favorables que d'autres au développement et à la persistance indéfinie de la blennorrhagie (BALZER).

Anatomie pathologique. — L'urétrite aiguë blennorrhagique débute par un catarrhe épithélial avec abondante exsudation leucocytaire. Le liquide exsudé est constitué d'abord par du mucus, puis par des cellules épithéliales et des leucocytes qui contiennent de très nombreux gonocoques. Suivant les cas, on distingue des urétrites *superficielles* et des urétrites *profondes* : dans les premières, les leucocytes, exsudés à la surface du derme, traversent l'épithélium, puis le désagrègent, mais l'inflammation ne dépasse guère la couche épithéliale, et les gonocoques ne se trouvent que dans le chorion superficiel. Au moment de la guérison, ils disparaissent d'abord du derme, puis de l'épithélium, et finissent par ne plus se reproduire. Dans l'urétrite profonde, l'infiltration leucocytaire dépasse le chorion et gagne le tissu spongieux. Ces cas, dans lesquels l'inflammation dépasse le tissu sous-muqueux, sont souvent suivis de sclérose et de rétrécissement.

Dans l'évolution bactériologique, il est classique, avec JANET, de distinguer trois phases : 1° *phase gonococcique*, persistant pendant toute la période aiguë ; 2° *phase d'infection secondaire*, qui survient vers la fin de la blennorrhagie aiguë; le canal est infecté par divers microbes provenant du méat, et qui, bien souvent, ne dépassent guère la portion balanique du canal (NOGUÈS); 3° *phase aseptique* : appartient surtout à la fin de l'urétrite aiguë. La persistance des gonocoques dans les lacunes du canal et dans les glandes explique la fréquence des rechutes et des recrudescences.

Il est classique de diviser l'urétrite en *antérieure* et *postérieure*. La propagation de l'urètre antérieur à l'urètre postérieur est souvent très rapide. Presque toujours l'urétrite est *totale* avant la troisième semaine. Elle s'accuse surtout en certains points : fosse naviculaire, bulbe, urètre postérieur (BALZER).

Symptomatologie. — Avec cet auteur, nous prendrons, comme type de description, la blennorrhagie aiguë qui survient pour la première fois chez un individu dont le canal est parfaitement sain. Après *une période d'incubation* qui dure, en moyenne, de deux à cinq jours, commence la période de début.

La *période de début* s'accuse par l'apparition d'un écoulement muqueux, peu abondant, qui se dessèche à l'entrée du canal. En même temps, le malade éprouve une sensation de chatouillement au niveau de la fosse naviculaire. Bientôt le méat rougit et se gonfle et la miction devient un peu douloureuse.

Dès cette période, qui dure environ une semaine, l'urine contient des leucocytes, de nombreuses cellules épithéliales et d'innombrables gonocoques. A la *période d'état*, l'écoulement devient nettement *purulent*. Son abondance augmente, surtout la nuit. Il est *jaune verdâtre*, et *laisse sur la chemise des taches empesées*. On peut en augmenter la quantité en exprimant le canal. L'urine contient des flocons de pus, formés par des leucocytes bourrés de gonocoques. Son émission ne se fait pas sans douleur, disait déjà SYDENHAM.

On ressent une douleur extraordinaire aux parties génitales, et une espèce de tournoiement aux testicules... Il survient, de plus, une grande douleur à la verge dans le temps de l'érection, en sorte qu'il semble qu'on serre fortement cette partie avec la main. La douleur est plus grande la nuit que le jour, quand le malade est échauffé par la chaleur du lit. La contraction du frein fait courber la verge. On sent une ardeur d'uriner, moins pendant que l'urine s'écoule qu'après avoir uriné ; car, pour lors, on sent une douleur brûlante le long du canal de l'urètre, principalement à l'endroit du gland où finit ce canal.

De tous les symptômes de l'urétrite blennorrhagique aiguë, le plus important, celui sur lequel les malades attirent immédiatement l'attention, c'est, en effet, la *douleur locale*.

Les douleurs de la miction, écrit M. FORGUE, sont parfois atroces, et le vocabulaire populaire a trouvé, pour leur traduction, des comparaisons réalistes : les lames de rasoir et le fer rouge sont des termes exagérés. « Je pisse le verre et le feu », s'écriait un poète du siècle dernier, mais la dénomination de pisse-chaude n'est assurément pas usurpée. L'irritation réflexe du col vésical s'en mêlant, les crises deviennent fréquentes et impérieuses ; le malade s'efforce de vider lentement sa vessie, car l'expérience lui apprend que la distension urétrale par un jet précipité est particulièrement douloureuse. Parfois, la turgescence du canal s'oppose à la miction : l'urine ne s'écoule que goutte à goutte et le supplice s'allonge. L'érection vient y joindre ses tortures, surtout nocturnes : la congestion pelvienne, la continence forcée du blennorrhagique, la distension vésicale et la tiédeur du lit contribuent à gonfler les corps caverneux. Or, l'étui spongieux de l'urètre, infiltré par l'exsudat inflammatoire, et dessinant à la face inférieure du pénis un cordon induré, a perdu sa souplesse ; il a de la peine à suivre l'ampliation érectile des corps caverneux et se tend douloureusement : de là, des insomnies, des éjaculations déchirantes, parfois de menues hémorrhagies « traitant » de rouge l'écoulement et donnant lieu à ce pus sanguinolent et panaché de la « chaude-pisse russe ». Si l'induration inflammatoire de la paroi urétrale s'accentue, la chaude-pisse se « corde » : le canal spongieux, raide et peu extensible, sous-tend les corps caverneux incurvés par l'érection ; car, fixés en arrière au squelette, en avant à l'extrémité de l'urètre, ils se courbent, ne pouvant s'allonger. La souffrance est assez vive pour déterminer quelquefois le blennorrhagique à se « casser la corde », et à se préparer ainsi un rétrécissement urétral grave.

Les troubles de la miction peuvent aller jusqu'à la rétention d'urine. D'autres fois, ils consistent en fréquents besoins d'uriner. Par le toucher rectal, il est facile de se rendre compte que la prostate est tuméfiée et douloureuse. La verge est parfois œdématiée. Dans les cas graves, il y a de la fièvre ; « fatigués par les souffrances, par l'insomnie, déprimés moralement, les malades s'anémient, s'amaigrissent, perdent l'appétit, deviennent dyspeptiques » (BALZER). L'examen du sang décèle chez eux une polynucléose légère. Ces diverses modifications durent de deux à trois semaines.

A la *période de déclin,* la sécrétion diminue, devient plus fluide, moins colorée; elle est riche en cellules épithéliales et en gonocoques. L'urine ne contient plus de flocons, mais plutôt des *filaments* lourds, tombant au fond du vase. La polynucléose urinaire et sanguine s'atténue. Les phénomènes fonctionnels régressent. Au bout de trois semaines environ, l'écoulement s'est tari dans la journée et ne reparaît plus que le matin, avant la première miction. Souvent, à cette période, surviennent des *recrudescences*, généralement provoquées par une fatigue, une émotion, un écart de régime. Bientôt l'urine ne contient plus qu'une quantité anormale de mucus, et quelques filaments épithéliaux légers.

La maladie *ne doit être considérée comme guérie que lorsque les filaments ne contiennent plus de leucocytes et de gonocoques, et lorsque ceux-ci ne reparaissent plus même après l'intervention d'agents provocateurs* : coïts, boissons alcooliques et surtout bière, injections de nitrate d'argent ou de sublimé. La surveillance sera continuée un certain temps après la guérison apparente.

La maladie peut être terminée en trois à quatre semaines ; le plus souvent, il faut six, huit, dix semaines et même plus avant d'arriver à la guérison complète. Les cas subaigus et prolongés ne sont pas rares. D'autres fois, les douleurs sont atténuées, et les malades ne se plaignent que d'*échauffement*.

Diagnostic. — La *balanoposthite*, dans laquelle le pus vient de la cavité préputiale et non du méat, étant éliminée, il est habituellement des plus faciles de reconnaître la blennorrhagie, en utilisant l'examen des urines, des filaments, et la recherche des gonocoques. *Pour savoir si l'urètre postérieur est envahi*, on se basera d'abord sur la constatation des symptômes fonctionnels suivants : abondance de l'écoulement, besoins fréquents d'uriner, ténesme urétro-vésical, hématuries légères terminales, douleurs périnéales, pollutions fréquentes. On fera aussi uriner les malades dans *trois verres* : l'urine du dernier verre est-elle claire, c'est que l'urètre postérieur n'est pas envahi. Est-elle, au contraire, trouble, muqueuse? Contient-elle du pus et des filaments, quelquefois même du sang? C'est qu'il y a inflammation de l'urètre postérieur. Pour que l'expérience donne des résultats décisifs, il est indispensable que le malade soit, au préalable, resté plusieurs heures sans uriner. D'ailleurs le diagnostic de l'urétrite postérieure s'impose dans le cas de propagation de la blennorrhagie aux annexes : prostate, épididyme, etc., bien que les complications puissent se produire alors que l'urétrite était restée complètement latente (GUIARD).

Des germes assez divers peuvent occasionner des urétrites, qui simulent la blennorrhagie. Pour les différencier de celle-ci, le plus sage est encore de recourir à l'examen bactériologique et, au besoin même, aux cultures. *L'urétrite tuberculeuse* est caractérisée par la présence du bacille de KOCH dans l'écoulement. Elle s'associe presque toujours à une tuberculose prostatique ou vésiculaire. Dans les *chancres syphilitiques intra-urétraux*, il y a une induration caractéristique, et limitée ; la sécrétion est plutôt séreuse que purulente. Dans le chancre simple, le pus ne contient pas le gonocoque, mais le bacille de DUCREY. Nous ne citons que pour mémoire les urétrites *médicamenteuses* (iodure de potassium, cantharides), *dyscrasiques* (goutte, rhumatisme, oxalurie), *herpétique, traumatique*, etc., etc. En résumé, le diagnostic est presque toujours facile, et l'on peut dire que dans l'immense majorité des cas, l'urétrite aiguë relève de la blennorrhagie.

Pronostic. — Il doit toujours être réservé. D'une part, en effet, peut survenir, dès les premiers jours, une infection générale plus ou moins grave ; d'autre part, il faut tenir compte des complications locales, fréquentes quand l'inflammation atteint l'urètre postérieur, et surtout du passage à la chronicité. Nous reviendrons plus loin sur l'urétrite chronique; nous voudrions seulement ici dire un mot des complications de la blennorrhagie.

Complications. — A) **Complications locales.** — Elles s'expliquent toutes par l'*infection ascendante* ; l'inflammation spécifique remonte le long de l'urètre et gagne successivement chacun des organes génito-urinaires dont la muqueuse se continue avec celle de l'urètre : canal déférent, épididyme, vessie, etc.

Parmi ces complications, signalons d'abord la *balanite*, que favorisent la longueur du prépuce, le phimosis, l'oubli des soins de propreté ; la *folliculite*, localisée à la fosse naviculaire ou étendue à tout le canal urétral, et qui aboutit souvent à la formation d'abcès ou à l'induration ; la *périurétrite*, que l'on n'observe guère que dans les blennorrhagies intenses, et qui se termine d'habitude par résolution. La *cowpérite* indique l'urétrite postérieure; aussi est-elle assez tardive. Souvent unilatérale, elle se caractérise par une tumeur périnéale située en arrière du scrotum. Cette tumeur s'indure rapidement, se tend ; la collection purulente s'ouvre au périnée, parfois dans l'urètre ou le rectum. La *prostatite* aiguë se reconnaît, dès le début, aux troubles de la miction, aux douleurs périnéales, aux résultats de l'examen physique ; le pus se fait bientôt jour dans l'urètre, quelquefois dans la vessie ou dans le rectum ; d'autres fois, la maladie passe à l'état chronique ; la prostatorrhée, qu'accompagnent presque toujours les signes de l'urétrite postérieure, caractérise cette dernière forme.

L'infection gonococcique ascendante peut atteindre le canal déférent, puis l'épididyme. Favorisée par les excès de régime, la fatigue, les écarts de traitement, l'*épididymite* survient tardivement, vers la quatrième semaine de la blennorrhagie. Des douleurs funiculaires et une recrudescence des symptômes généraux permettent parfois d'en prédire l'apparition. Bientôt les bourses deviennent le siège de sensations de douleur et de lourdeur ; ces douleurs, souvent très intenses, irradient dans le cordon et dans les troncs nerveux voisins ; elles s'exagèrent par les mouvements, la marche et même le simple examen physique. A la palpation, on constate une induration nette de la partie inférieure de l'épididyme, induration qui gagne bientôt tout l'organe et coiffe d'un cimier de casque, suivant la comparaison classique, le bord postéro-supérieur du testicule. La vaginale est distendue par un épanchement séreux abondant ; les parois des bourses elles-mêmes participent parfois à l'inflammation. Au bout de trois à six jours, pendant lesquels les troubles de l'état général marchent de pair avec les altérations locales, l'épididymite reste stationnaire pendant une semaine environ ; elle entre enfin en résolution du 15ᵉ au 25ᵉ jour, et, si le malade est bien traité, il ne garde plus au niveau de son épididyme qu'une induration indolente, seul témoin d'une lésion antérieure.

L'apparition de la *cystite aiguë* est ordinairement précédée des signes de l'urétrite postérieure. A la fin d'une blennorrhagie, un malade est pris brusquement d'envies fréquentes d'uriner aboutissant à l'émission d'urines purulentes, de douleurs violentes dans la vessie ; la cystite est déclarée.

Trois *signes fonctionnels* dominent son histoire : la *fréquence des mictions*, les *douleurs*, la *pyurie*. La fréquence des mictions varie de quinze à cent et même cent vingt, cent trente fois par jour ; le malade ressent brusquement un impérieux besoin d'uriner ; le besoin est à peine satisfait qu'un nouveau survient, et cela sans interruption toute la journée dans les cas graves. La douleur est surtout intense au début de la miction ; elle acquiert dans certains cas une intensité extrême ; elle siège d'habitude au niveau de la vessie et irradie de là vers la verge, le testicule, vers la région lombaire. La pyurie, enfin, sera facilement mise en évidence par le procédé des trois verres ; elle existe surtout au début et à la fin de la miction, et peut disparaître complètement dans la période intermédiaire. A l'examen physique, on constate, par le toucher rectal, que la région du trigone est presque constamment douloureuse ; l'exploration intra-vésicale complète les résultats fournis par le toucher. Peu de symptômes généraux, la fièvre étant liée, non à la cystite aiguë elle-même, mais aux complications de voisinage (GUYON).

La cystite blennorrhagique guérit habituellement, si elle est méthodiquement soignée ; sinon, elle passe à l'état chronique et nécessite alors, pour guérir, les efforts thérapeutiques les plus minutieux. Aussi est-il indispensable de faire un *diagnostic exact* et *précoce*. La constatation de ces trois symptômes associés : fréquence, douleur et pyurie, devra toujours faire penser à une cystite dont il importe encore de préciser le siège et la cause. Pour ce qui est du siège, les classiques différencient les *cystites du col* des *cystites du corps*; dans ces dernières, l'urine est uniformément troublée ; le trigone n'est pas plus douloureux que le reste de l'organe. Le diagnostic étiologique ne peut guère hésiter qu'entre une cystite blennorrhagique et une cystite tuberculeuse; l'examen des symptômes généraux, des autres parties de l'appareil urinaire et enfin les inoculations permettront le plus souvent d'éliminer l'une ou l'autre de ces deux affections.

L'évolution ascendante de l'infection dans la cystite conduit fatalement, au bout d'un temps plus ou moins long, à la *pyélonéphrite*, dont les manifestations cliniques sont multiples. Les symptômes généraux affectent souvent le type suraigu ; le thermomètre monte à 39°, 40°, la langue est saburrale, les vomissements s'observent, la fièvre prend le caractère hectique. Ces troubles peuvent être assez intenses pour emporter rapidement le malade; plus souvent ils s'atténuent et passent à l'état chronique; la fièvre peu élevée, mais persistante, la sécheresse de la langue, la rougeur du pharynx, les troubles gastro-intestinaux et nerveux, l'apparition de sueurs visqueuses caractérisent nettement l'infection urinaire. Les symptômes locaux consistent surtout en troubles de l'urine. Dans les pyélonéphrites sans distension, il y a polyurie accentuée : au repos, les urines se divisent en deux couches : une inférieure purulente, une supérieure louche ; elles répandent une odeur fétide et fermentent rapidement. On peut observer de véritables hématuries. Dans les pyélonéphrites avec distension, il y a tumeur rénale très appréciable à l'examen physique; de plus, la pyurie est intermittente. Ces deux symptômes permettent le plus souvent de faire le diagnostic.

La *marche* de la pyélonéphrite est généralement lente ; après une longue période de tolérance, des accidents graves se produisent et le malade succombe soit à une complication, soit aux progrès de la cachexie.

B) **Complications d'ordre général.** — Les complications générales de la blennorrhagie sont dues au passage du gonocoque dans la circulation. Cette septicémie gonococcique, bien mise en évidence par MM. LEMIERRE et FAURE-BEAULIEU (*Gazette des Hôpitaux*, 1906), puis par M. FAURE-BEAULIEU, dans sa thèse, est fugace, éphémère ; il y a plutôt essaimage que passage continu des gonocoques dans le sang, ce qui explique les résultats négatifs observés par tant d'auteurs.

La septicémie blennorrhagique, déjà entrevue par SOUPLET, explique les *endocardites ulcéro-végétantes*, localisées à l'orifice aortique, et dont le premier cas typique a été rapporté par FINGER, GHON et SCHLADENHAUFEN, les *aortites aiguës*, les *phlébites*, certaines *complications oculaires*, certaines *manifestations cutanées*, mais la plus fréquente, et la seule importante en pratique, est le *rhumatisme blennorrhagique*.

Rhumatisme blennorrhagique.— On donne ce nom à un ensemble d'accidents articulaires ou para-articulaires, qui, par leurs symptômes, leur évolution, leurs complications, rappellent de très près le rhumatisme articulaire aigu, dont ils ne diffèrent que par la cause : ce sont des *pseudo-rhumatismes* analogues à ceux que produisent la scarlatine, la diphtérie, la grippe, etc., etc.

L'étiologie n'en est pas encore très bien connue. Tout ce que l'on sait de précis, c'est que le rhumatisme blennorrhagique frappe surtout des adultes, bien qu'on l'ait signalé aux âges extrêmes de la vie. En ce qui concerne l'influence du sexe, deux opinions ont eu cours dans la science ; pour les uns, la maladie est exceptionnelle chez la femme, comme l'urétrite elle-même, cause présumée des phénomènes articulaires (RICORD). Pour CULLERIER, au contraire, cette immunité du sexe féminin n'est qu'apparente et, de fait, si l'on examine avec soin les organes génito-urinaires de tous les rhumatisants, on trouvera toujours une proportion à peu près égale d'individus des deux sexes. Le rôle de la prédisposition familiale, de la diathèse arthritique, du froid et de l'humidité, du traumatisme, des écarts de régime et de traitement, est encore discuté ; pour le Professeur FOURNIER, il se réduit à peu de chose; pour MM. DUPLAY et BRUN, au contraire, le froid et le traumatisme interviennent souvent dans la forme aiguë.

Quoi qu'il en soit de ces causes prédisposantes, la seule cause déterminante de la maladie, c'est la blennorrhagie. A l'appui de cette assertion, M. FOURNIER a fait valoir, il y a déjà longtemps, que les affections articulaires compliquent si souvent la blennorrhagie, qu'il y a là plus qu'une simple relation de coïncidence, et que la récidive du rhumatisme, dans le cours de blennorrhagies successives, ne peut s'expliquer également que par un rapport de causalité entre ces deux phénomènes. A ces arguments, ajoutons les résultats de certains examens bactériologiques.

Le rhumatisme peut succéder, chez le nouveau-né, à une ophtalmie blennorrhagique (CLÉMENT-LUCAS, P. NOBÉCOURT et VITRY, HUTAN); chez la fillette, à une vulvo-vaginite (VANUXCEM, VIGNAUDON) ; chez l'adulte, il est presque toujours consécutif: pour l'homme, à une urétrite ; pour la femme, à une vulvo-vaginite.

L'urétrite blennorrhagique de l'homme est de beaucoup la cause la plus fréquente. C'est la seule qu'admettait RICORD. Pour ROLLET, « l'abondance de l'écoulement serait la condition la plus générale dont dépend, plus ou moins directement, la complication rhumatismale ». Cette opinion est discutée, et, pour beaucoup, le rhumatisme apparaît surtout lorsque l'écoulement est « faible, minime, insignifiant, ignoré même du malade »

(FOURNIER). Dans vingt cas cités par BRUN, l'urétrite était tellement légère qu'elle avait dû être particulièrement recherchée. Le rhumatisme appartient surtout aux urétrites aiguës, au cours desquelles il apparaît du septième au quinzième jour (FOURNIER), au moment où l'urètre postérieur se prend (BALZER), c'est-à-dire, en somme, à la période d'état. Il peut aussi, quoique beaucoup plus rarement, venir compliquer une urétrite chronique. Conformément à la théorie de la métastase, on admettait jadis qu'au moment où il apparaissait, l'écoulement urétral diminuait sensiblement. En réalité (FOURNIER), dans les deux tiers des cas, l'écoulement reste ce qu'il était. Mais, contrairement à ce qu'a écrit ce savant, la nature de l'urétrite n'exerce aucune influence sur la modalité des accidents articulaires ; autrement dit, à une urétrite aiguë ne succède pas forcément un rhumatisme aigu, à une urétrite chronique, un rhumatisme chronique. On sait que, chez la femme adulte, la blennorrhagie se localise à la vulve et au vagin (v. p. 23). Cette vulvo-vaginite peut se compliquer d'accidents articulaires à deux périodes : au début, à la phase aiguë; plus tard, au moment des épisodes aigus qui surviennent au cours des métrites blennorrhagiques chroniques. Divers auteurs, à la suite de M. BAR, ont rattaché à la blennorrhagie la plupart des rhumatismes puerpéraux ; d'ailleurs, toutes les arthrites génitales de la femme relèvent sans doute de la blennorrhagie.

Le rôle du gonocoque dans la production des accidents articulaires est prouvé par les recherches bactériologiques d'innombrables savants, et aussi par le développement d'arthrites chez des malades atteints de pannus granuleux et ayant subi l'inoculation blennorrhagique curative (PONCET). Lorsqu'on ne trouve pas ce germe dans l'épanchement articulaire, on peut supposer ou bien qu'il est cantonné dans les franges de la synoviale, ou bien qu'il agit, non par lui-même, mais par des toxines, ou encore qu'il n'agit que par l'intermédiaire d'affections secondaires : de ces trois hypothèses, seule la première paraît vraie.

Le rhumatisme blennorrhagique peut affecter des *formes cliniques* variées, mais que, schématiquement, l'on peut ramener à trois principales, suivant que la fluxion rhumatismale frappe les articulations elles-mêmes — rhumatisme articulaire proprement dit — ou qu'elle se cantonne aux parties voisines : tendons, bourses séreuses, périoste — rhumatisme para-articulaire — ou qu'elle atteint les viscères — rhumatisme abarticulaire.

Le *rhumatisme articulaire* présente lui-même plusieurs types qui sont : l'hydarthrose, l'arthralgie, l'arthrite subaiguë, l'arthrite aiguë et enfin l'arthrite suppurée ; il frappe de préférence certaines jointures : articulation sterno-claviculaire, articulations de la main et du pied. Bien qu'il puisse se généraliser, il se localise le plus souvent à quelques jointures, parfois à une seule : c'est là un de ses caractères principaux.

Assez fréquente, l'*hydarthrose blennorrhagique* « présente une prédilection presque caractéristique pour l'articulation fémoro-tibiale. C'est au genou qu'on la rencontre le plus habituellement ; c'est là, comme on sait, que SWEDIAUR fit la découverte du rhumatisme blennorrhagique (gonocèle). Plus rarement, on l'observe sur l'articulation tibio-tarsienne ou sur celle du coude » (FOURNIER).

Presque toujours mono-articulaire, ou localisée aux deux genoux, l'hydarthrose se caractérise par les signes habituels : début insidieux (FOURNIER), mais quelquefois aussi soudain (VELPEAU, QUÉNU), distension de la synoviale par une quantité considérable de liquide, déformation de la jointure, fluctuation, choc rotulien, etc. L'indolence est presque absolue ; « il n'y a ni réaction locale, ni troubles généraux d'aucune sorte. »

Cette hydarthrose, qui se produit avec une rapidité singulière et qui est presque toujours abondante, est *extrêmement lente à se résoudre* ; elle persiste pendant des semaines et des mois. Cette évolution chronique peut, d'ailleurs, être traversée par des poussées aiguës accompagnées de symptômes généraux et de phénomènes réactionnels variables, poussées qui établissent la transition entre l'hydarthrose et les autres formes du rhumatisme blennorrhagique. Vient-on à faire une ponction dans le genou malade, on retire un liquide jaune foncé, constitué par de la sérosité visqueuse, alcaline, louche et purulente, différente en somme du liquide de l'hydarthrose vulgaire (LABOULBÈNE).

L'*arthralgie* est essentiellement caractérisée par des douleurs articulaires :

Les jointures affectées n'offrent rien que de normal à l'examen le plus minutieux ; elles conservent la plénitude de leurs fonctions, elles ne sont pas tuméfiées, elles se meuvent en tous sens, et sans craquements ; la douleur est le seul symptôme par lequel se traduit la maladie (FOURNIER).

Souvent pluri-articulaires, et frappant alors les genoux, les poignets, l'épaule, le métatarse, l'articulation temporo-maxillaire, les douleurs « sont vagues et ambulantes ; elles présentent ceci de remarquable qu'elles sont parfois très persistantes et rebelles aux médications les plus variées » (FOURNIER); elles seraient plus vives le matin et diminueraient dans la journée sous l'influence de la marche.

L'arthralgie peut apparaître à la phase aiguë de la blennorrhagie — et alors elle s'associe souvent à d'autres manifestations du rhumatisme — ou ne se déclare qu'au cours de la blennorrhagie chronique.

L'*arthrite subaiguë* est encore désignée sous le nom de forme *rhumatismale* ou *arthritique*. Elle diffère de la précédente par l'existence des symptômes propres à l'arthrite aiguë et par ses déterminations sur plusieurs jointures. Pour M. FOURNIER, « les symptômes qui la caractérisent sont à peu près ceux du rhumatisme vulgaire aigu ou subaigu : tuméfaction d'une ou de plusieurs jointures, modérée en général... douleurs assez vives, spontanées, et surtout provoquées... mais toujours bien plus modérées que celles du rhumatisme vulgaire... coloration des téguments quelquefois normale, surtout si l'articulation est profonde, d'autres fois rosée ou même légèrement rouge, rarement érysipélateuse ; troubles fonctionnels variables. Comme phénomènes généraux, parfois état fébrile, précédé de quelques frissons légers, avec malaise, courbature, inappétence. Cette fièvre est toujours modérée; de plus, elle s'apaise en général après quelques jours, alors que les symptômes locaux persistent avec plus ou moins d'intensité. Cette disproportion entre les symptômes locaux et la réaction générale est un signe dont le diagnostic peut tirer parti. »

C'est à propos de cette forme que M. FOURNIER a formulé les principes suivants, classiques :

1º Le rhumatisme blennorrhagique ne se généralise pas au même degré que le rhumatisme ordinaire ;

2º Ce rhumatisme est moins mobile que le rhumatisme vulgaire ;

3º Il n'offre pas non plus ces délitescences subites ou rapides, ni cette espèce de transport intégral d'une jointure à une autre, qu'il est assez fréquent d'observer dans le rhumatisme vulgaire.

Enfin le rhumatisme blennorrhagique se résout plus difficilement que le rhumatisme vulgaire. Cette *résolution lente* est *caractéristique*.

Les phénomènes généraux qui accompagnent l'arthrite sub-aiguë diffèrent assez, eux aussi, de ceux que l'on observe dans l'arthrite rhumatismale vraie. Les sueurs, si fréquentes dans celle-ci, manquent presque complètement dans celle-là ; les urines sont normales dans le rhumatisme blennorrhagique, que caractérise encore l'intégrité habituelle des grandes séreuses.

La forme arthritique s'associe fréquemment à d'autres manifestations du rhumatisme blennorrhagique : ophtalmie, inflammation des gaines tendineuses, myalgie, etc. ; elle aboutit le plus souvent à la résolution complète. Cependant, elle laisse parfois à sa suite des raideurs articulaires et des douleurs persistantes ; d'autres fois, elle aboutit soit à l'hydarthrose chronique, soit à l'ankylose, soit, plus rarement, à la tumeur blanche. La durée de l'arthrite subaiguë est donc impossible à déterminer et son pronostic doit toujours être réservé.

L'*arthrite aiguë* (DUPLAY et BRUN) s'annonce par une douleur soudaine et violente, éclatant au milieu de la nuit et réveillant brusquement le malade. Cette douleur, très vive dès le début, garde longtemps son intensité ; elle s'accroît la nuit, elle augmente aussi sous l'influence des mouvements, de la pression, de l'exploration directe. L'articulation se tuméfie ; surtout sensible dans les culs-de-sac synoviaux, qu'elle dépasse presque toujours, la tuméfaction doit être attribuée à l'infiltration des parties molles péri-articulaires et aussi, pour une part, au gonflement des extrémités osseuses. La peau rougit, la température locale s'élève, le membre s'immobilise. Les symptômes généraux « sont, à très peu de chose près, les mêmes que dans les inflammations articulaires purement rhumatismales » (QUÉNU).

L'arthrite aiguë peut rétrocéder et évoluer lentement vers la guérison, mais, plus souvent, le ligament et les extrémités osseuses subissent des altérations profondes, usure des cartilages, destruction des ménisques, altérations des ligaments, qui rendent impossible la *restitutio ad integrum*.

Suivant les cas, l'arthrite peut donc être résolutive, *plastique ankylosante* ou *destructive*. La première variété est exceptionnelle. La seconde est beaucoup plus fréquente. Surtout étudiée par GOSSELIN, elle se caractérise par la production de brides articulaires qui s'organisent, deviennent de plus en plus serrées, et finissent par limiter presque complètement les mouvements de l'articulation. A cette variété appartient le pied plat blennorrhagique (FOURNIER et JACQUET). La forme destructive est rare.

Dans quelques cas, l'arthrite blennorrhagique subaiguë ou aiguë paraît guérir, mais elle récidive bientôt, et, après une série de récidives (PELISSE), aboutit peu à peu au rhumatisme noueux le plus typique (FOURNIER, DE AMARAL). Les petites jointures se prennent, les tissus péri-articulaires s'infiltrent, les lésions deviennent irréparables, le rhumatisme chronique est constitué. Par sa tendance à la symétrie, par les troubles trophiques qui l'accompagnent, ce rhumatisme chronique apparaît comme un trouble nerveux d'origine médullaire : c'est une myélopathie blennorrhagique (LANNOIS).

Il y a quelque vingt ans, M. FOURNIER pouvait écrire : « Il n'y a pas dans la science un seul fait bien authentique de rhumatisme blennorrhagique terminé par suppuration aiguë ». Cette proposition n'est plus exacte aujourd'hui, et les classiques décrivent une *arthrite suppurée* de nature blennorrhagique. Exceptionnelle, mono-articulaire, cette forme présente une gravité extrême. Dans bon nombre de cas, elle a nécessité l'amputation du membre ; quelquefois, elle a abouti à la terminaison fatale. Son pronostic doit donc faire l'objet des plus expresses réserves.

Le *rhumatisme extra-articulaire* seul frappe les *synovites tendineuses* des péroniers latéraux, des extenseurs des doigts et des orteils, des radiaux, des demi-membraneux et tendineux, et se caractérise par les signes habituels ; quelquefois aussi, l'inflammation prend le type pseudo-phlegmoneux; on croirait qu'elle va aboutir à la suppuration, puis tout rentre dans l'ordre. L'*hygroma blennorrhagique* affecte surtout la bourse rétro-calcanéenne; il est très douloureux. Le rhumatisme musculaire prend, selon les cas, l'apparence d'un torticolis, d'un lumbago, etc. Les *névralgies*, surtout la névralgie sciatique, ne sont pas rares à la suite de certaines arthrites blennorrhagiques aiguës, des hyperostoses et des *périostites*, localisées aux articulations de la main et du pied.

Il faut enfin signaler les diverses manifestations du *rhumatisme viscéral* : endocardite, surtout aortique, avec ou sans péricardite ; phlébites ; pleurésies ; érythèmes divers ; ophtalmie pouvant revêtir trois aspects : aquo-capsulite, iritis et conjonctivite ; chorée (BOISSONNAS).

Le rhumatisme blennorrhagique peut passer à l'état *chronique*, et affecte alors l'un des trois types suivants : 1º *rhumatisme ankylosant oligo-articulaire* ; 2º *rhumatisme noueux, déformant* ; 3º *spondylose rhizomélique*.

APPENDICE. — La Blennorrhagie dans le sexe féminin.

A. — BLENNORRHAGIE CHEZ LA FEMME.

Etiologie. — La blennorrhagie chez la femme, est consécutive, dans la majorité des cas, aux rapports sexuels. Chez la femme jeune, on observe surtout la blennorrhagie aiguë ; chez la femme adulte, les formes chroniques, localisées, et même latentes. Ces formes sont surtout communes chez la femme mariée et proviennent, comme l'a montré NOEGGERATH, d'une goutte militaire du mari : « à cause du petit nombre des gonocoques qui existent chez l'homme dans ces cas, peut-être aussi à cause de leur atténuation, la blennorrhagie constatée chez la femme s'établit insidieusement avec des allures torpides et reste longtemps ignorée. Sa chronicité est entretenue par les infections secondaires, qui viennent de bonne heure se joindre aux gonocoques et contribuent à masquer sa présence » (BALZER) ; pour la femme, comme pour l'homme, il faut tenir compte de certaines conditions d'ordre général : arthritisme, scrofule, lymphatisme. — Le gonocoque se trouve surtout dans l'urètre, et là il faut toujours le chercher dans les cas douteux. On constate aussi sa présence fréquemment dans l'utérus ; parmi les germes qui lui sont le plus souvent associés, signalons les streptocoques pyogènes, les staphylocoques, de nombreux microcoques, et plusieurs bacilles, notamment le bacille de la tuberculose et le colibacille. Le gonocoque semble disparaître dans les cas chroniques ; il ne reparaît qu'à l'occasion des poussées aiguës. Plusieurs conditions paraissent réveiller sa virulence : telles sont la menstruation, la grossesse, l'accouchement, l'avortement.

Etude clinique. — Nous décrirons d'abord, avec M. BALZER, une forme généralisée, pour étudier ensuite les diverses localisations : vulvite, vaginite, métrite, etc.

Blennorrhagie généralisée. — La *forme aiguë* appartient surtout, comme nous l'avons dit, aux sujets jeunes. La durée de la période d'incubation ne peut être précisée ; mais habituellement, même dans les cas qui acquerront plus tard une extrême intensité, le début est insidieux. Les premiers symptômes observés consistent en douleurs dues à l'urétrite, ou à la bartholinite, en taches jaune verdâtre, empesant le linge. Bientôt surviennent des signes de vulvite ; plus tard, des signes de métrite ; mais il n'est pas rare, non plus, d'observer une marche inverse des phénomènes.

Quant aux *formes chroniques*, elles ont souvent pour point de départ, comme nous l'avons vu, la blennorrhagie chronique de l'homme. Le début passe inaperçu : il n'existe, en effet, à cette phase, que de légers symptômes de vulvo-vaginite, et quelques flueurs blanches. A une époque plus avancée, le médecin peut être consulté à propos d'une poussée aiguë survenant au moment des règles, par exemple, ou parce qu'une localisation nette de la blennorrhagie s'est affirmée : métrite, bartholinite, urétrite. D'autres fois, les malades présentent des troubles digestifs, des phénomènes neurasthéniques, ou même des accidents hystériques ; quelquefois, ce sont des complications encore plus lointaines : rhumatisme puerpéral, ophtalmie des nouveau-nés, qui attireront l'attention.

Dans tous ces cas, il est indispensable de procéder à l'examen local, qui portera sur chacune des parties des organes génitaux : grandes et petites lèvres, glandes de Bartholin, urètre, follicules vulvaires et urétraux, vagin, culs-de-sac vaginaux, orifice du col utérin. L'utérus sera examiné et par le toucher et par l'hystéromètre.

Le toucher et le palper abdominal renseigneront sur l'état des annexes et du petit bassin. Le produit des sécrétions urétrales sera examiné au microscope, au double point de vue histologique et bactériologique.

On n'oubliera pas non plus d'interroger la femme sur sa santé générale, sur l'état de ses fonctions digestives, nerveuses, etc.

Blennorrhagie localisée. — 1º La vulvite est rarement isolée ; elle accompagne presque toujours soit l'urétrite, soit la vaginite ; elle s'annonce par des douleurs légères et bientôt par de la rougeur, du gonflement, de la gêne des mouvements et de la marche. Un pus fétide, irritant, baigne le vestibule, tache le linge en jaune verdâtre, s'accompagne d'intertrigo ou d'ulcération des lèvres, souvent aussi d'adénopathies qui parfois suppurent. La maladie peut passer à l'état chronique, surtout quand il existe de la bartholinite et de l'inflammation des follicules para-urétraux. Cette inflammation peut aboutir à la production de folliculites suppurées qui s'ouvrent, laissant des abcès fistuleux, des trajets plus ou moins étendus, et qui s'ouvrent dans le vagin, au périnée, à l'anus.

2° La Bartholinite est due au gonocoque, généralement associé à d'autres germes, staphylocoque surtout. Elle est très souvent double, mais avec prédominance habituelle d'un seul côté. *Aiguë*, elle se caractérise par un œdème inflammatoire localisé à la partie postérieure de la grande lèvre, mais qui, plus tard, s'étend à toute la région. En examinant la face interne de la lèvre, on verra du pus sourdre à l'orifice du canal excréteur de la glande. Bientôt la suppuration se déclare, le foyer grossit et devient fluctuant ; il siège le plus souvent à la face interne de la grande lèvre, quelquefois aussi il envoie des fusées purulentes dans diverses directions ; il peut en résulter des fistules. Le plus souvent, après ouverture, la poche s'affaisse rapidement, et la guérison est rapide. *Chronique*, la bartholinite n'est souvent reconnue qu'à l'occasion d'une poussée aiguë : la glande est indurée, le canal, dilaté, se termine par un orifice rouge et ulcéré. La pression fait sortir un peu de muco-pus, lequel contient presque toujours des gonocoques. La maladie est sujette à des recrudescences aiguës à l'occasion des règles ou de la fatigue. Après ouverture de l'abcès, il persiste souvent (VER-CHÈRE) des trajets fistuleux pouvant aboutir à la vulve, au vagin, au périnée, au rectum.

3° La Vaginite est presque toujours secondaire ; elle est causée habituellement par le gonocoque, associé à d'autres germes, staphylocoque, streptocoque, colibacille. Son premier symptôme est l'écoulement jaunâtre, verdâtre, fétide, tachant et empesant le linge, de réaction acide, riche en mucus, en cellules épithéliales et en leucocytes. La muqueuse est le siège d'une vive inflammation. Il existe, au début, une sensation de chaleur et de pesanteur; plus tard, des douleurs irradiées dans les cuisses et qu'exagèrent les mouvements. Lorsque l'exploration devient possible, on se rend compte que les lésions prédominent au niveau de la paroi postérieure. Dans les cas les plus graves, la muqueuse est rouge et congestionnée, recouverte de pus ; l'inflammation s'étend jusqu'au tissu sous-muqueux. Quelquefois, un véritable enduit couenneux adhère à la muqueuse; c'est la vaginite diphtéroïde de VERCHÈRE. D'autres fois, il survient des abcès qui fusent le long du vagin et vont s'ouvrir à distance. C'est la *vaginite disséquante* de MARTI-NEAU.

Exceptionnellement, la vaginite aboutit à la gangrène. Après une dizaine de jours, l'inflammation devient subaiguë ; mais elle est fort sujette aux récidives et aux rechutes. La *vaginite chronique* est primitive ou secondaire : ici plus de douleurs, mais seulement un écoulement d'ailleurs moins épais que dans la forme précédente. La muqueuse est rouge, épaissie et érodée ; les lésions se localisent fréquemment dans le cul-de-sac postérieur. Le diagnostic est sur-tout à faire avec les écoulements vaginaux non gonorrhéiques, qui sont blanchâtres, pauvres en globules blancs et qui ne contien-nent pas de gonocoques. L'examen physique et les recherches bactériologiques permettront d'arriver à une solution dans les cas difficiles.

4° La métrite est ou primitive ou secondaire. Au début, il ne s'agit que de métrite du col ; le corps n'est envahi que secondai-rement. Cliniquement, dans la *métrite aiguë*, il faut distinguer l'endométrite aiguë, dans laquelle l'inflammation se borne à la muqueuse, et la métrite aiguë profonde, dans laquelle elle arrive jusqu'au tissu musculaire. L'*endométrite* se caractérise surtout par des douleurs vives occupant la région pelvienne, et irradiant dans les lombes et dans le sacrum. Souvent aussi, il y a, au moins au début, des frissons, de la fièvre, des troubles digestifs. L'examen physique est pénible ; il permet de reconnaître la tuméfaction et l'empâtement de l'utérus. Dans les cas les plus intenses, l'inflam-mation atteint le tissu interstitiel, et même le péritoine : il y a métro-péritonite. Dans les deux cas, l'orifice externe est limité par une muqueuse très gonflée, érodée, et laisse écouler du muco-pus, riche en gonocoques.

La *métrite chronique* peut être primitive ou secondaire. Les douleurs sourdes dans le bas-ventre, augmentées par la marche, la fatigue, la menstruation, l'existence d'écoulements purulents ou hémorragiques, les modifications morphologiques du col, carac-térisent cette forme, que spécifie encore l'existence d'un écoule-ment muco-purulent, riche en cellules épithéliales et en gonocoques ; la présence de traînées de pus indiquerait, d'après SCHULTZE, l'endométrite du col. C'est dans ces cas, où la métrite reste longtemps latente, que les malades attirent l'attention sur des troubles nerveux (névralgies, manifestations hystériques, palpitations), digestifs, circulatoires, etc. Ce serait une grave faute de la part du médecin de méconnaître la cause de ces accidents et de ne pas songer à explorer minutieusement l'utérus.

Rappelons que l'endométrite puerpérale est souvent d'origine gonococcique et que la métrite blennorrhagique est une source de dangers nombreux pour la femme enceinte : avortement, accouchement prématuré, inflammation péri-utérine, et, pour la femme accouchée, exposée aux métrorrhagies, à la salpingite, au rhumatisme, etc.

Le diagnostic est parfois difficile ; il faut avoir soin, dans les cas douteux, de se livrer à un examen physique attentif, de procéder à des confrontations, de rechercher le gonocoque. La métrite gonococcique est redoutable pour la femme, qu'elle expose à toutes sortes de complications et dont elle fait le plus souvent une infirme et une stérile, et pour l'homme, qu'elle expose à des chances de contagion incessantes.

5° L'urétrite est, après la métrite, la localisation la plus commune. La période d'incubation dure généralement de deux à six jours. La maladie s'annonce par un prurit modéré, auquel font bientôt suite des mictions fréquentes et douloureuses surtout au moment de l'émission des dernières gouttes. Le méat est rouge, tuméfié ; en pressant sur le canal, d'arrière en avant, on en fait sourdre un pus jaune verdâtre, quelquefois sanguinolent, contenant de nombreux gonocoques. On se rappellera (BALZER) que, dans les dispensaires, les prostituées font souvent disparaître l'écoulement urétral en urinant avant la visite. Au bout de deux à trois semaines, l'écoulement devient blanchâtre et muqueux ; la maladie est alors passée à l'état subaigu ou chronique.

L'*urétrite chronique* est caractérisée, dit encore M. BALZER, que nous avons suivi pas à pas dans toute cette description, par l'écoulement d'un pus laiteux, que l'on peut faire sourdre du canal par l'expression, et par la présence de filaments dans l'urine. Elle se localise fréquemment dans la partie antéro-externe de l'urètre, plus souvent encore dans les follicules, et particulièrement dans les follicules d'ASTRUC situés de chaque côté du méat. Ces lésions, essentiellement chroniques, se compliquent souvent d'accès péri-folliculaires, suivis de fistules qui vont s'ouvrir dans l'urètre ou dans le vagin. Quelquefois aussi, le canal se dilate, formant, dans la cloison urétro-vaginale, un abcès qui se vide dans le canal par un pertuis, complication qui ne peut guérir que par l'intervention chirurgicale. C'est l'*urétrocèle vaginale* de VERCHÈRE. Quelquefois enfin, la muqueuse urétrale se recouvre de nombreuses saillies végétantes : c'est l'*urétrite proliférante*. L'urétrite fibreuse, rare, peut aboutir au rétrécissement.

6° La **cystite blennorrhagique du col** est précoce et se traduit par les symptômes habituels. Elle ne dure d'ailleurs que quelques jours. Quant à la *cystite du corps*, elle est exceptionnelle et tardive.

B. — VULVO-VAGINITE CHEZ LES PETITES FILLES.

Depuis la découverte du gonocoque par NEISSER (1879), il est permis de considérer la présence de gonocoques comme une preuve certaine du caractère gonorrhéique de la vulvo-vaginite.

Le nombre des gonocoques qu'on trouve dans ces cas est très variable. Dans les cas récents avec hypersécrétion de la muqueuse, on peut souvent en trouver dès la première préparation et constater que ces gonocoques ne sont généralement pas associés à d'autres microbes. Dans les cas chroniques, les gonocoques sont au contraire associés à d'autres formes bactériennes et ne se trouvent qu'en petit nombre. Leurs propriétés biologiques sont les mêmes que celles des gonocoques de l'urétrite de l'adulte. Non seulement cette identité est établie par les colorations : elle l'est encore par les cultures. En inoculant à l'urètre d'un homme adulte le pus d'une vulvo-vaginite infantile, DE AMICIS a déterminé une urétrite blennorrhagique typique. E. MARTIN a répété avec succès la même expérience.

Certaines conditions étiologiques favorisent singulièrement le développement de la vulvo-vaginite.

La muqueuse vaginale est étendue, anfractueuse, propre, par conséquent, à la pénétration et à la persistance des agents microbiens. La fente génitale bâille largement, « encore plus largement qu'on ne l'obtient chez la femme par l'écartement des cuisses » (1). L'hymen offre aux ensemencements blennorrhagiques une large surface muqueuse. En somme, la conformation anatomique de la vulve et du vagin prédispose la petite fille aux inflammations d'ordre gonococcique. Aussi la vulvo-vaginite est-elle la plus fréquente de toutes les affections génitales des enfants.

---

(1) EPSTEIN, Traité *Grancher-Comby*.

Multiples sont les **causes prédisposantes** de la vulvo-vaginite.

La propreté rigoureuse des organes génitaux externes des petites filles n'est que rarement réalisée, même dans les familles aisées. L'existence, à ce niveau, de masses abondantes de smegma, l'introduction possible de matières dans les voies génitales, l'emploi de linges malpropres ou irritants, favorisent l'infection de la muqueuse vaginale. Les traumatismes, tels que le viol, une chute sur un objet pointu, les frottements répétés des organes génitaux jouent parfois le même rôle. Diverses affections locales, le plus souvent de l'ordre des dermatoses, ont encore été incriminées. Quant à la masturbation, elle est rarement, pour M. EPSTEIN, une cause manifeste de vulvo-vaginite. Il en est de même des corps étrangers du vagin, des troubles urinaires dus à une inflammation congénitale de l'appareil génito-urinaire. Toutes ces causes n'interviennent qu'à titre exceptionnel, et surtout dans les formes catarrhales de la vulvo-vaginite.

La véritable cause de la plupart des vulvo-vaginites infantiles, c'est la blennorrhagie. La contagion est parfois directe : c'est ainsi que, dans les pays dits *civilisés,* beaucoup de fillettes doivent leur vulvite à l'étrange préjugé d'après lequel l'attouchement d'une vulve infantile par le pénis jugule immédiatement la gonorrhée de l'homme. D'autres fois, c'est dans un but de viol ou de dépravation que les organes génitaux externes de la fillette sont découverts et contagionnés. Enfin, il se peut que certains attouchements accidentels soient la cause de la vulvite. C'est ainsi que se réalise l'infection chez les petites filles couchant dans le même lit que de grandes personnes atteintes de blennorrhagie.

La vulvo-vaginite des nouveau-nés relève aussi d'une contagion directe. L'enfant, en passant au niveau du vagin maternel, se contagionne et naît avec la blennorrhagie localisée, suivant les cas, aux conjonctives, à la vulve, etc. C'est là un mode d'infection fréquent, et, d'après M. EPSTEIN, un grand nombre de vulvo-vaginites infantiles que le médecin ne voit que tardivement datent des premiers jours de la vie.

Le transport du pus blennorrhagique d'une muqueuse à l'autre peut encore être une cause de contagion. Mais tous ces faits, où il est facile de reconstituer la façon dont l'enfant s'est infectée, sont rares, et, le plus souvent, la contagion est indirecte. La transmission de l'agent de la blennorrhagie par les éponges et les serviettes appartenant à la mère atteinte de pertes blanches, par les linges de corps ou de lit, est d'observation journalière et peut être facilement retrouvée. Cette même contagion explique enfin les épidémies de vulvo-vaginite observées dans les hôpitaux et dues toutes à une infection médicale d'ordre blennorrhagique.

La symptomatologie des vulvo-vaginites présente un intérêt de premier ordre. C'est qu'il s'agit, en effet, d'une affection polymorphe, capable ou de rester absolument latente ou de donner lieu à des complications extrêmement graves ; aussi est-il indispensable de la bien connaître. La période d'incubation a pu être déterminée dans quelques cas : elle paraît de 3 à 4 jours environ ; elle est donc plus courte que chez l'adulte.

Des symptômes objectifs, le plus important est *l'écoulement*.

Le vagin et la vulve sécrètent des mucosités blanches ou jaune verdâtre, épaisses, abondantes, crémeuses. L'affection dure-t-elle déjà depuis quelques temps, alors l'écoulement devient plus liquide, séreux ou muqueux. Le pus sécrété à la phase aiguë ne tarde pas à se dessécher et à former, au niveau de la vulve ou du vagin, des croûtes brunâtres ou verdâtres très adhérentes, accolant parfois les grandes lèvres. Sur le linge de corps, le pus forme, par dessiccation, des taches verdâtres qui se morcellent, par frottement, en fragments minuscules. La quantité de pus sécrété varie et avec les cas, et chez un même malade, avec les moments. Quelquefois il y a abondant écoulement ; toutes les régions voisines sont souillées jusqu'à une distance parfois considérable ; d'autres fois, et surtout dans les cas chroniques, le pus n'est sécrété qu'en faible quantité.

Le *sang* se mélange parfois au pus : il peut être épanché en assez grande quantité pour constituer une véritable hémorragie. Les hémorragies vulvaires ont été signalées depuis longtemps chez les petites filles par HÉNOCH. Cet auteur a décrit des tumeurs petites, rouge foncé, fongueuses, situées au niveau de l'orifice de l'urètre. M. COMBY note la fréquence de ces hémorragies dans les vulvo-vaginites blennorrhagiques. Chez deux petites filles examinées par lui, l'hymen était intact, le sang provenait, non du vagin, mais de bourgeons fongueux circonscrivant l'orifice de l'urètre. Ces petites filles étaient atteintes toutes deux d'un écoulement vaginal d'origine gonococcique.

Le plus souvent, en effet, les hémorragies ne proviennent ni du vagin, ni de l'utérus. L'hémorragie est vulvaire, superficielle, le sang provient des tumeurs fongueuses entourant l'orifice de l'urètre. Ces tumeurs, très vasculaires, saignent au moindre contact, assez, dans certains cas, pour donner à penser aux parents que l'enfant a été victime d'un attentat criminel. Pour les rassurer, dit M. GUILLAUMONT, à l'intéressante thèse duquel nous empruntons ces détails (1), il suffit d'examiner attentivement la fillette ; il n'existe pas trace de déchirure et l'hymen est intact ; l'orifice vaginal ne livre passage à aucun flux sanguin. Ces hémorragies guérissent d'ailleurs facilement, soit par cautérisation des bourgeons saignants, soit par l'excision dans les cas de prolapsus irréductible.

On a cru longtemps que le *vagin* était respecté. En réalité, il est toujours atteint par le processus blennorrhagique. A travers

---

(1) Les principales complications des vulvo-vaginites chez les petites filles. *Th. de Paris*, 1901.

l'orifice de l'hymen sort un pus verdâtre, crémeux, qui augmente lorsqu'on presse sur le périnée. Lorsqu'on peut examiner le vagin, on constate qu'il est rouge, tuméfié, quelquefois même ulcéré.

L'urétrite n'est pas moins fréquente.

La vulve est enflammée, surtout dans les cas aigus. Les grandes lèvres sont tuméfiées, ulcérées, douloureuses. La muqueuse du vestibule du vagin, de l'hymen est également congestionnée et tuméfiée. L'orifice urétral fait saillie sous forme de bourrelet. Les muqueuses voisines, anale, urétrale, etc., participent à l'inflammation. Quelquefois même, la glande de Bartholin est atteinte ; il se déclare une bartholinite suppurée qui ne cède qu'à l'intervention sanglante. Dans les formes plus atténuées, tous ces phénomènes font défaut. Quelquefois, la muqueuse vulvaire présente seulement quelques taches rouges ; lorsque la blennorrhagie date déjà de longtemps, l'épithélium s'amincit et prend un aspect bien particulier (EPSTEIN).

D'après CAHENBRACH, elle constituerait même le symptôme essentiel et la vulvo-vaginite lui serait subordonnée. L'opinion est considérée par M. EPSTEIN comme très exagérée. Quoi qu'il en soit, on constate souvent la tuméfaction de l'orifice urétral et l'écoulement purulent qui se fait à travers cet orifice. Le col de l'utérus est quelquefois atteint.

La maladie présente une *marche essentiellement chronique,* quels que soient les soins dont elle est entourée. Sa *tendance à la récidive* est également une des caractéristiques de la vulvo-vaginite infantile, qui peut se compliquer de conjonctivite, de rhumatisme, ou même de crises péritonéales, ressemblant à l'appendicite, et qui ont conduit certains chirurgiens à l'opération. Il faut bien savoir d'ailleurs que ces cas s'arrangent spontanément, ou sous l'influence d'un traitement médical dirigé contre l'entérite (HUTINEL). L'existence, considérée comme de plus en plus fréquente, de métrites, de pyosalpingites, datant de l'enfance, et durant encore à l'âge adulte, explique l'aphorisme humoristique de NAEGERRATH ; ce n'est pas toujours de la chaude-pisse du mari que viennent tous les malheurs conjugaux, mais quelquefois il faut incriminer la chaude-pisse depuis longtemps oubliée du père.

En ce qui concerne le **diagnostic,** il est facile, mais il faut surtout se rappeler que la vulvo-vaginite blennorrhagique des enfants ne *reconnaît qu'exceptionnellement une origine sexuelle.* Le plus souvent la maladie est due à une contagion accidentelle, et est due à ce que la mère ou une grande sœur a commis la négligence, étant elle-même infectée, de nettoyer la fillette avec les linges ou les éponges qui lui ont servi. Comme le dit Epstein, la possibilité du viol ne doit être affirmée que lorsqu'on trouve des signes objectifs non douteux ou d'autres circonstances suffisamment sérieuses : considération qui paraît d'ailleurs complètement inconnue de la plupart des médecins légistes.

Le pronostic est grave, et parce que la maladie se complique parfois de métrite ou de rhumatisme, et parce que, comme nous l'avons dit, la vulvite présente une marche essentiellement chronique, constituant ainsi ce que les anciens auteurs appelaient « *crux et scandalum medicorum* ».

C. — Urétrite chronique.

Encore désignée sous les noms de goutte militaire, de goutte matinale, l'urétrite chronique blennorrhagique est aussi connue sous le nom de blennorrhée. Cette urétrite, dans l'immense majorité des cas, succède à une urétrite aiguë de même nature : elle n'est donc jamais, ou presque jamais primitive.

« Une chaude-pisse commence, disait Ricord : Dieu sait quand elle finira. » Des exemples classiques, dit M. Forgue, sont partout reproduits : en 1840, Ricord observait un malade dont l'écoulement datait de la paix d'Amiens, c'est-à-dire de 1800 ; Désormeaux, en 1863, traitait également un ancien officier dont la goutte militaire persistait depuis une blennorrhagie contractée en Bohême, pendant l'occupation des Français, en 1813.

Il n'est pas difficile, dans des cas analogues, d'affirmer la chronicité de la maladie ; d'autres fois, la chose est plus difficile, et l'on peut se demander si l'on a déjà affaire à une blennorrhée ou si l'on est encore en présence d'une urétrite aiguë un peu traînante. Sur quels éléments faut-il se fonder pour affirmer la blennorrhée?

La réponse a été formulée en ces termes par le professeur Guyon : toutes les fois que les phénomènes inflammatoires du canal se sont apaisés au point de permettre à la miction et aux érections de se faire sans douleur, et que l'écoulement est devenu plus fluide, moins coloré, c'est qu'on se trouve en présence d'une urétrite chronique, d'une blennorrhée.

Etiologie. — Multiples sont les causes qui favorisent l'apparirition de la blennorrhée. M. FOURNIER en distingue quatre variétés :

1º **Défaut d'hygiène.** — Nombre de malades ne veulent pas comprendre que leur affection nécessite, pour un temps plus ou moins long, une hygiène sévère. Les uns continuent leurs rapports sexuels pendant toute la phase aiguë de l'écoulement ou les reprennent aussitôt après sa disparition, en ayant l'heureuse idée de choisir, comme partenaire, celle qui les a contaminés. Les autres se livrent à des écarts de régime, abusent des boissons alcooliques, du champagne, de la bière, soignent leur blennorrhagie par la danse ou l'équitation. Les uns comme les autres paient plus ou moins chèrement ces infractions à une hygiène « qui est plus indispensable même que les remèdes à la guérison » (FOURNIER). Aux plus favorisés n'échoit qu'une simple rechute ; les autres s'acheminent lentement, mais sûrement, vers la blennorrhagie chronique.

« Les blennorrhagiens sont rares, dit encore M. FORGUE, qui, conformément au vieux précepte de PARÉ, tiennent bonne manière de vivre et évitent toutes choses qui échauffent le sang. Les exercices violents, l'usage de mets trop épicés, trop ragoûtés, disait PARÉ, les excès alcooliques, le retour hâtif ou immodéré au coït, la masturbation chez le blennorrhagien solitaire que tourmentent les érections, voilà autant de causes qui allument la phlegmasie urétrale en voie d'extinction ».

2º **Mauvaise direction de traitement.** — C'est là une des causes les plus importantes de blennorrhagie chronique. L'administration trop prolongée des antiphlogistiques, l'usage inconsidéré des balsamiques, l'association de traitements opposés, « thérapeutique d'affolement des malades » (POUSSON), l'excès de traitement, l'emploi d'injections caustiques à doses massives, entravent souvent la tendance naturelle de la blennorrhagie vers la guérison, et le professeur FOURNIER a pu écrire : « une thérapeutique mal conçue, l'emploi de moyens inefficaces ou nuisibles, l'usage intempestif et l'abus des meilleurs remèdes occupent une large place dans l'étiologie de la blennorrhée ».

3º **Les prédispositions individuelles** interviennent aussi : l'arthritisme sous toutes ses formes, la scrofule, le lymphatisme, le rhumatisme sont fréquemment observés chez les malades atteints de blennorrhagie chronique, si bien que la blennorrhagie peut servir de pierre de touche de la santé générale (GUYON).

4° **Causes locales.** — Toutes les influences que nous venons d'indiquer ne suffisent pas, s'il ne s'y joint une cause d'irritation locale : atrésie congénitale du méat, existence d'une valvule à son extrémité inférieure, développement exagéré des cryptes de la muqueuse, longueur exagérée du prépuce, etc., vésiculite, cystite chronique, hémorroïdes, et surtout antécédents de blennorrhagie chronique. « Plus on a eu de blennorrhagies, disait RICORD, plus facilement on en contracte de nouvelles, qui sont de plus en plus difficiles à guérir. » De même, le rôle des rétrécissements est incontestable (ALBARRAN, POUSSON). « Un urètre travaillé par un vieil écoulement, dit M. FORGUE, est diminué de calibre, en amont des points sténosés, le pus et l'urine stagnent et perpétuent l'inflammation. De là un cercle vicieux qui entretient la blennorrhée par le rétrécissement, et le rétrécissement par l'écoulement chronique. Un écoulement chronique, dit OTIS, est le symptôme dont se sert la nature pour signaler au médecin intelligent un début de rétrécissement. »

Anatomie pathologique. — Les recherches déjà anciennes de VOILLEMIER, celles de ZARNOWSKI, d'AMPIZT, de GRUNFELD, la thèse de R. JAMIN nous ont fait connaître l'anatomie pathologique des urétrites chroniques. Le plus souvent, la lésion est localisée à la partie profonde de l'urètre antérieur, dans le cul-de-sac du bulbe (GUYON, LEGUEU) ; quelquefois aussi elle occupe l'urètre postérieur, ou encore l'angle périnéo-scrotal ou la fosse naviculaire.

Tantôt, écrit M. BOUILLY, l'inflammation est entièrement localisée à la muqueuse elle-même, tantôt elle est étendue aux glandules qui en dépendent, mais qui sont situées dans la couche musculaire sous-jacente (GUIARD). La muqueuse présente les lésions de l'inflammation chronique, arborisations vasculaires, desquamations épithéliales, exulcérations, infiltrations du tissu sous-muqueux.

Etude clinique. — Au point de vue clinique, il y a lieu de distinguer, dans le tableau de la blennorrhagie chronique, *deux formes*, selon que la maladie se localise à l'urètre antérieur, ou atteint l'urètre postérieur Dans l'urétrite chronique antérieure, l'écoulement ne s'observe guère que le matin (*goutte matinale, goutte militaire*) ; il peut être favorisé par l'expression du canal. Est-il très peu abondant, il consiste alors en un simple *suintement* qui s'arrête aux lèvres du méat qu'il agglutine ; est-il plus abondant, il dépasse le méat et forme, sur la chemise, des taches petites, arrondies, à bords irréguliers et festonnés, empesant le linge. Pour DIDAY, cependant, seule la goutte incolore produit une tache empesée ; la goutte opaline déterminerait une tache grisâtre, la goutte blanche, une tache jaune, et la goutte jaune, une tache verte. Vient-on à examiner l'écoulement au microscope, on constate qu'il est formé de cellules épithéliales desquamées et de leucocytes contenant parfois des gonocoques, et souvent d'innombrables microbes d'infections secondaires. L'urine contient aussi des filaments urétraux constitués par des épithéliums déformés et parfois atteints de dégénérescence graisseuse, et par des leucocytes agglutinés entre eux, dont FURBRINGER et FEBRY distinguent deux types, les uns étant déliés et renflés à l'une de leurs extrémités, longs de quelques millimètres à un centimètre ; les autres, courts, ne dépassant pas un millimètre, flottant dans l'urine sous forme de points, opaques, grisâtres. Quelquefois, les dernières gouttes d'urine se teintent en rouge (*hématurie terminale* de BAZY, *hémorrhagie postmictionnelle* de JANET).

L'examen méthodique du canal, pratiqué avec l'explorateur à boule (GUYON), permet de déterminer les points où la sécrétion pathologique est a son maximum. « Une sensation de ressaut indique la présence des élevures, granulations, végétations, papillomes, condylomes. Enfin, le passage d'une série de boules, de volume progressivement croissant, révèle la perte de souplesse des parois urétrales et accuse ainsi l'extension en profondeur du processus inflammatoire » (POUSSON). L'urétroscope peut rendre de grands services (OBERLANDER) ; quant aux troubles subjectifs, ils sont à peu près nuls; il n'y a pas de douleurs, mais plutôt une sensation de gêne particulièrement accusée au moment de la miction. En somme, la *goutte* représente la maladie tout entière.

Dans l'urétrite chronique postérieure, les symptômes sont un peu différents :

A ce suintement diurne et à la goutte matinale, explique M. POUSSON, s'ajoute un écoulement intermittent, survenant à des intervalles plus ou moins éloignés, soit spontanément, soit au moment de la défécation, ou de l'exploration du canal par le toucher rectal, suintement dont le malade a parfaitement conscience... Cette issue brusque de liquide, véritable éjaculation en miniature, se produit toutes les fois que le liquide purulent accumulé entre le sphincter inter-utéral et le col de la vessie est soumis à une pression suffisante pour forcer l'urètre membraneux (GUYON).

La sécrétion urétrale est beaucoup plus abondante que dans le cas précédent, forme sur le linge une tache étendue, à bords irréguliers, non festonnés, mais nettement tranchés (POUSSON). L'examen du canal et particulièrement l'urétroscopie permettent de localiser les lésions à l'urètre prostatique et de confirmer ainsi le diagnostic. Quant aux signes fonctionnels, ils consistent surtout en augmentation de la fréquence des mictions (GUYON et JANIN).

L'*évolution* de l'urétrite chronique est souvent fort longue. Toutefois, en ce qui la concerne, les cas que nous citions plus haut ne sont que des exceptions. Toute urétrite chronique est curable, à condition de la traiter méthodiquement et même sans traitement. « La pérennité est exceptionnelle, dit excellement M. POUSSON, et l'urétrite blennorrhagique chronique la plus invétérée est susceptible de se terminer par la guérison, cela souvent brusquement, contre toute attente et en dehors de toute médication. »

Le *pronostic* de la goutte militaire est cependant fâcheux. Cette affection conduit un grand nombre de malades à la neurasthénie, à l'hypocondrie, à la mélancolie et même aux idées de suicide. Perdus dans la contemplation de leur urètre, hypnotisés devant la goutte matinale, occupés toute la journée à presser leur canal et à constater les progrès de l'inflammation, ces malades en arrivent à perdre tout appétit et tout sommeil, et à négliger toutes leurs occupations. « Sans doute, dit M. FORGUE, il est des malades qui se résignent à cette humidité matinale de leur méat ; mais, par contre, combien, parmi les instruits et les nerveux, sans cesse préoccupés par leur suintement et de leurs aptitudes congressives, tournent à l'hypocondrie sexuelle. » C'est alors que survient la faiblesse véritable, ne précédant que de peu de temps l'impuissance et la spermatorrhée.

Quelques **complications locales** peuvent encore assombrir le pronostic de l'urétrite chronique. C'est surtout la cystite généralisée, qui peut devenir l'origine d'une pyélonéphrite ascendante, la prostatite, assez peu fréquente (GUYON), et surtout la tuberculisation des diverses parties de l'appareil génito-urinaire, tuberculisation se développant facilement sur un terrain prédisposé et chroniquement enflammé.

Enfin tous les auteurs insistent sur le *pronostic social* de l'urétrite chronique : « Nöggerath, Neisser, Ringer, Brever, Bazy,
Janet ont bien montré tous les dangers que présente pour les
organes génitaux de la femme le coït avec un malade affecté
d'urétrite chronique et ils ont formulé des règles qui doivent dic-
ter la conduite du médecin dans ce cas. Le mariage ne doit pas
être seulement interdit aux blennorrhagiens ne présentant ni gonocoque ni d'autres agents pathogènes dans l'écoulement, mais encore
à ceux dont l'urètre se réinfecte après le coït pratiqué avec une
femme saine, et ce n'est que lorsqu'ils se seront livrés dans une
période de plusieurs mois à des rapports non suivis de réapparition de l'écoulement que leur aptitude au mariage pourra être
prononcée » (Pousson).

Le *diagnostic* clinique suffit le plus souvent à faire reconnaître la goutte militaire. L'*humidité du canal*, si fréquente chez
les névropathes, aboutit à l'expulsion d'un liquide transparent, filant et un peu visqueux (Legueu). Le *liquide prostatique* vient en
éjaculation, au moment des défécations; il est plus aqueux, moins
trouble, apparaît encore après le massage de la prostate (Id.).
Le malade n'a-t-il plus que des filaments, pour examiner sa sécrétion, on lui injectera dans l'urètre, pendant trois minutes, un peu
de nitrate d'argent à 1/100 (Motz), on lui dira de rester trois heures
sans uriner, puis on recueillera le premier jet dans un vase propre.
Goutte et filaments doivent toujours être soumis à l'examen
histolo-bactériologique. Le premier y montre des leucocytes polynucléaires agglomérés ou en traînées, et des cellules épithéliales
modifiées ; suivant la prédominance de l'un ou de l'autre, la sécrétion est dite *purulente, épithéliale* ou *épithélio-purulente*. Sécrétion
épithéliale signifie chronicité, asepsie. Bactériologiquement, on
trouve parfois, dans de très vieilles urétrites, des gonocoques
(Goll), plus souvent des germes d'infections secondaires. N'y
a-t-il pas de microbes, il faut faire subir à l'urètre une des
épreuves ci-dessus mentionnées avant de se prononcer définitivement. N'obtient-on que des résultats négatifs, il faut,
alors, recourir aux cultures : « On ne se résoudra à conclure d'une
urétrite qui dure qu'elle est aseptique que lorsqu'on aura épuisé
toute la série des moyens destinés à mettre les microbes en relief »
(Legueu).

Dans ces cas d'*urétrites aseptiques*, pour reconnaître les lésions urétrales, trois moyens sont à notre disposition : *l'examen histologique* de la sécrétion, qui montre les grandes cellules épithéliales de la leucoplasie ; l'examen des urines, qui décèle l'existence de filaments lourds ; *l'exploration de l'urètre*. Avec une grosse boule exploratrice, n°s 24 à 26, parcourez l'urètre : vous y sentirez des inégalités localisées à l'urètre antérieur. L'*examen endoscopique* permet enfin de reconnaître l'épaississement de la muqueuse, ses changements de coloration, les altérations de sa surface, la répartition des lésions (LEGUEU).

CHAPITRE II

Les Cystites

L'inflammation de la vessie est désignée sous le nom de *cystite*
On distingue un grand nombre de cystites suivant leurs causes,
leurs symptômes ; leur évolution. Elles possèdent cependant
assez de caractères communs pour que l'on puisse donner d'elles,
à l'exemple de M. Pousson, dont nous suivrons la description, une
étude d'ensemble.

Etiologie. — Les cystites sont toutes d'*origine microbienne,* fait
capital et dont on doit la démonstration à Pasteur et à Van
Tieghem. Les microbes en cause sont d'ailleurs très variables. Ce
sont le *Micrococcus ureæ* de Pasteur, le colibacille (bactérie septique de la vessie, Clado, bactérie pyogène d'Hallé et Albarran,
bacterium lactis aerogenes de Morelle et Denys), le *staphylocoque*
avec ses différentes variétés, le *streptocoque pyogène,* que l'on
trouve surtout dans les cas graves, le *proteus* qui, à lui seul, est
capable de décomposer l'urée, le *gonocoque,* le *bacille de Koch* et
d'autres germes moins bien définis. Ces germes peuvent provenir :
1º *de l'urètre* ; cette voie, déjà signalée par Pasteur, est, de toutes, la plus importante, que les microbes viennent des régions
para-urétrales (gland, sillon balano-préputial, chez l'homme,
vulve et vagin chez la femme), et surtout du canal urétral lui-
même, (le cathétérisme chez l'homme est une cause très fréquente
de cystite); 2º *du voisinage* : il s'agit alors souvent de collections
suppurées ; cette voie est loin d'être suivie aussi fréquemment
que la précédente; 3º *du rein,* comme le montrent les expériences
de Rowsing, provoquant la cystite chez des lapins en injectant
dans le sang des cultures microbiennes ; 4º *du sang,* comme en
témoignent encore les expériences précédentes, d'accord avec les
théories actuelles sur les états septicémiques au cours des infections. Pour pouvoir être infectée par ces divers microbes, il faut
que la vessie, se trouve dans certaines conditions favorisantes, que

nous énumérerons, mais qui toutes aboutissent à la rétention de l'urine (le courant de chasse ne fonctionne plus comme à l'état normal) et à la congestion des parois vésicales. On admettait jadis que les germes prédécemment décrits ne peuvent déterminer la cystite que par l'intermédiaire de l'urée. Les recherches de REBLAUD on fait justice de cette théorie.

Étudions maintenant les causes *prédisposantes, occasionnelles* et *déterminantes*.

En ce qui concerne les **causes prédisposantes**, peu de choses à dire de *l'âge* ; la cystite est une maladie de l'âge mûr, bien qu'elle ne soit pas exceptionnelle chez l'enfant ; elle relève alors d'une infection colibacillaire souvent liée à de l'entérite (HUTINEL). Le sexe masculin est surtout atteint ; cependant la maladie n'est pas rare dans la grossesse ou à la suite des accouchements laborieux, ou encore au cours des états pathologiques de l'utérus et des annexes. Parmi, les *causes d'ordre général*, il faut ici, comme toujours, citer le lymphatisme, l'arthritisme, l'herpétisme (LANCEREAUX), les lésions nerveuses (CHARCOT).

Au premier rang des **causes occasionnelles**, mentionnons le *froid*, qui agit en congestionnant la muqueuse vésicale ; les brûlures étendues, la suppression d'un flux périodique, les excitations génitales violentes, les excès de table n'agissent pas autrement.

Quant aux **causes déterminantes** : 1º *les unes agissent directement sur les parois vésicales* : traumatismes accidentels, presque toujours septiques, compression vésicale par une tumeur, l'utérus dévié ; injections intra-vésicales faites avec violence ou encore introduisant dans la cavité de l'organe une trop grande quantité de liquide; cathétérismes malpropres; lésions organiques de la vessie siégeant au niveau du col (HACHE); 2º *d'autres n'influencent les parois vésicales que par l'intermédiaire de l'urine* : lésions multiples (hypertrophie de la prostate, rétrécissements, etc.) s'opposant à l'expulsion normale de l'urine et favorisant sa rétention, modifications dans la composition de l'urine, que celle-ci soit trop acide ou trop alcaline, trop dense, trop riche en sels, ou qu'elle contienne des principes médicamenteux irritants : cantharide, moutarde, sulfate de quinine, iodure de potassium, balsamiques pris à trop fortes doses; l'abus des aliments épicés, l'ingestion de vins acides, de bières mal fermentées exercent sur les cystites déjà constituées une action des plus défavorables; 3° *d'autres dépendent d'une affection sus ou sous-vésicale* : urétrites, et surtout urétrite blennorrhagique, rétrécissements traumatiques ou corps étrangers de l'urètre, hypertrophie prostatique, pyélonéphrites; 4° *d'autres sont liées à une maladie des organes péri-vésicaux* : chez l'homme, suppurations rectales et périrectales, fistules rectales, inflammations hémorroïdaires ; chez la femme, métrites, salpingo-ovarites; 5° *d'autres, enfin, sont d'origine infectieuse* : septicémie puerpérale, scarlatine, rougeole, oreillons, typhus, choléra, variole.

Anatomie pathologique. — Dans la *cystite aiguë,* les lésions se localisent habituellement à la muqueuse et occupent surtout le trigone, l'orifice de l'urètre étant encore plus souvent altéré que l'orifice des uretères. La muqueuse est d'abord rouge, gonflée ; plus tard, son épithélium tombe dans l'urine, où le rejoignent d'innombrables leucocytes. Quelquefois, sur le trigone, se voient de petites vésicules, renfermant du mucus. Lorsque la maladie s'aggrave, les lésions atteignent les autres couches de la paroi vésicale et peuvent aboutir à la suppuration.

Dans la *cystite chronique,* la vessie contient un liquide purulent, d'odeur infecte. Les lésions se localisent, ici encore, au trigone. La muqueuse est ardoisée, épaissie, parfois même ulcérée *(cystite ulcéreuse)* ou recouverte de fausses membranes *(cystite pseudomembraneuse).* L'épithélium disparaît ou se transforme, le tissu sous-muqueux s'infiltre d'éléments inflammatoires, les parties vasculaires de la muqueuse s'hypertrophient.

Symptomatologie. — Trois symptômes fonctionnels dominent l'histoire des cystites : la fréquence des mictions, les douleurs, la pyurie.

La *fréquence* est constante, mais d'intensité variable. « Certains malades sont obligés d'uriner toutes les heures, d'autres toutes les demi-heures, tous les quarts d'heure, toutes les dix minutes et même toutes les cinq minutes. Le repos de la nuit et le sommeil le plus profond n'ont aucune action sur la disparition de ces mictions irrésistibles et incessantes. »

Les *douleurs* s'accusent surtout au moment des mictions pour atteindre, à la fin de celles-ci, une intensité extrême, qu'explique le spasme du sphincter urétral. Lorsqu'elles l'emportent par leur fréquence sur tous les autres symptômes, elles constituent les *cystites douloureuses* de GUYON et d'HARTMANN. Ces douleurs, localisées au bas-ventre, au-dessous et en arrière du pubis, irradient parfois dans la verge, l'aine, les testicules. Leur intensité n'est pas toujours en rapport avec celle de l'inflammation ; elle est accrue par le froid, l'humidité, l'abus des boissons alcooliques, les excès vénériens.

La *pyurie* est plus ou moins nette, mais elle ne manque pour ainsi dire jamais. Au début, les urines ne sont que troublées, et il faut la centrifugation et l'examen histologique du sédiment pour constater en elles l'existence de nombreux leucocytes. Bientôt, les urines deviennent d'un blanc sale, tout en s'éclaircissant par le repos. Par l'expérience des trois verres, dans ces cas où l'urine contient peu de pus, seuls les verres extrêmes renferment une urine louche. Le premier verre paraît-il contenir plus de pus, c'est que les lésions siègent surtout dans l'urètre postérieur et au niveau du col. Les urines du dernier verre, au contraire, sont-elles plus troubles, c'est que le bas-fond est pris. Quelquefois, surtout lors des poussées aiguës, au pus s'ajoute du sang. Ce pus se précipite par le repos et forme une couche qui, dès que l'urine a subi la transformation ammoniacale, se change en un dépôt visqueux, glaireux, adhérent. Les urines sont alors franchement alcalines et exhalent une odeur caractéristique d'ammoniaque. A l'examen microscopique, on y décèle des cellules épithéliales déformées, des leucocytes polynucléaires, et de nombreux microbes (colibacilles et streptocoques surtout). En plus du pus et du sang, les urines contiennent encore, à l'état de suspension, des phosphates ammoniaco-magnésiens, qui sont l'origine de calculs vésicaux.

Parmi les *signes physiques*, M. POUSSON ne retient que la *douleur* provoquée par la palpation hypogastrique, le toucher rectal ou vaginal, le toucher intra-vésical, l'injection intra-vésicale.

Quant aux *phénomènes généraux*, ils ne s'observent que dans les cas de cystite intense, et consistent en amaigrissement, affaiblissement, dépression physique et morale ; mais, d'après le Professeur GUYON, l'apyrexie est toujours complète. Les frissons, les sueurs profuses, les modifications du pouls, les troubles digestifs, ne s'observent en effet que chez les vieux urinaires et constituent la fièvre urineuse des mêmes auteurs.

Formes cliniques. — Très nombreuses sont les formes cliniques des cystites. Les unes sont en rapport avec le siège. La description que nous venons de donner s'adresse surtout aux *cystites du corps* ; quelquefois, la cystite se localise au col de la vessie ; mais cette *cystite du col* a été attribuée aux causes les plus diverses. Les uns, avec LAFOREST, invoquent l'action de la diathèse rhumatismale, les autres font intervenir le froid, et particulièrement le froid humide, les excès vénériens, l'alcoolisme. Ces agents étiologiques peuvent sans doute jouer un rôle dans le développement de la cystite du col, mais aucun ne possède l'importance des urétrites aiguës : les urétrites aiguës sont la cause la plus fréquente des cystites du col et CHAUVEL a pu écrire avec raison (Dict. DECHAMBRE, art. *Cystite*) que c'est presque toujours par propagation d'inflammation urétrale que se développent les phlegmasies du col.

Les symptômes de la **cystite du col** consistent essentiellement en douleurs, ténesme et besoins incessants et impérieux d'uriner. D'après BOYER, les mictions sont plus fréquentes et plus douloureuses que dans la cystite du corps, la marche de l'affection plus rapide. Les douleurs, d'abord cantonnées à la région rétropubienne, irradient bientôt au périnée, aux aines, et, quelquefois même aux lombes. Elles atteignent toute leur intensité au moment de l'expulsion des dernières gouttes d'urine, et s'accompagnent alors d'un ténesme vésico-rectal extrêmement pénible.

Les mictions se succèdent avec rapidité, de façon à créer une pseudo-incontinence ; les urines, peu troubles, ne donnent, par refroidissement, qu'un dépôt léger, muqueux plutôt que purulent. Souvent les dernières gouttes d'urine contiennent du sang ou même un peu de pus. Enfin les symptômes généraux sont plus ou moins accentués, mais, d'après CHAUVEL, ils ne s'accompagnent jamais de fièvre.

Les signes physiques confirment un diagnostic que les éléments que nous venons d'énumérer rendaient déjà fort vraisemblable. Lorsque la sonde arrive au voisinage de la partie cervicale, la douleur devient intolérable. Au bout de quelques instants, la contracture du col diminue et l'instrument s'enfonce, comme happé par la vessie.

Douleurs aiguës, lancinantes, comparées par les malades à la brûlure occasionnée par un fer rouge, lorsque la sonde arrive au contact du col, voilà donc un signe physique d'une importance capitale. Ce n'est pas le seul. Il est bien rare que l'urètre prostatique ne participe pas à l'inflammation. On observera donc, presque toujours de l'augmentation de volume de la prostate qui, au toucher rectal, donne la sensation d'une masse bosselée, irrégulière, douloureuse à la pression.

Recueillie dans deux verres, l'urine contient des grumeaux purulents striés de sang; elle n'est purulente qu'au début, c'est-à-dire que, seul, le premier verre contient du pus. Le spasme du col vésical se confond avec la cystite du col. Il n'y a donc pas lieu de leur consacrer deux descriptions distinctes. Par contre, dans la *cystite variqueuse du col*, caractérisée par la dilatation variqueuse des veines du col, on observe des symptômes permanents : fréquence et douleurs, et des symptômes paroxystiques (TILLAUX). Chez la femme, la cystite du col est souvent liée à l'existence de fissures (SPIEGELBERG).

La marche de la cystite du col est assez difficile à prévoir. Tantôt elle cède rapidement à un traitement convenable, tantôt elle ne s'améliore que pour s'aggraver ensuite.

Dans la **cystite du corps**, les fréquences sont modérées, la douleur à la miction est supportable ; mais la vessie est assez sensible à la palpation hypogastrique, au toucher rectal et au cathétérisme ; enfin l'urine contient toujours une certaine quantité de pus.

Il est à peine besoin de décrire à part les formes *hémorragique, muqueuse, muco-purulente*, etc., caractérisées par la prédominance des symptômes correspondants ; mais il importe, par contre, de décrire les formes chroniques, que caractérise une sécrétion exagérée, d'où le nom de *catarrhe vésical* qui lui a été fréquemment donné.

Toute cystite aiguë insuffisamment traitée conduit en effet le malade, au bout d'un temps plus ou moins long, à un état d'inflammation chronique du réservoir urinaire, inflammation que caractérise symptomatiquement la triade classique : fréquence, douleurs et pyurie. Mais ici les symptômes sont beaucoup moins accentués que dans la forme aiguë, la fréquence n'est pas extrêmement considérable, la douleur est souvent peu marquée, la pyurie seule continue à être abondante. « C'est à cette abondance de pus jointe à un faible degré de réaction de la vessie et à une fréquence peu exagérée des mictions, avec indolence presque complète, que les auteurs anciens ont donné le nom de *catarrhe de la vessie*. Il y a bien là une sécrétion catarrhale, mais, en somme, il s'agit d'une sécrétion exagérée symptomatique d'une infection » (TUFFIER).

Cliniquement, la cystite chronique peut débuter de deux façons différentes ; tantôt elle fait suite à une crise aiguë qui, peu à peu, passe à la chronicité ; tantôt, au contraire, elle se développe insidieusement, peu à peu. C'est surtout dans le catarrhe vésical vrai que s'observe ce mode de début. La fréquence « n'atteint pas ici le degré excessif des états aigus ; quelquefois même très peu accentuée, on peut la voir à peine augmentée chez les vieillards prostatiques » (TUFFIER). La douleur est là, comme toujours, proportionnelle à la fréquence des mictions. M. TUFFIER dit justement d'elle qu'elle est souvent peu marquée, consistant en une simple sensation de chaleur ou de cuisson au commencement de la miction, disparaissant dès que l'urine s'écoule pour présenter une légère recrudescence à la fin. Quant à la pyurie, elle peut présenter les plus grandes variétés, mais elle est toujours plus accentuée au commencement et à la fin de la miction. Le pus est tantôt verdâtre, phlegmoneux, tantôt filant, visqueux, adhérent au fond du vase, d'odeur forte, il est toujours abondamment sécrété par la muqueuse, et cette abondance même, ainsi que nous l'avons dit au début, est un [des meilleurs caractères du catarrhe vésical. Une fois installée, la pyurie ne disparaît plus ; elle peut tout au plus présenter des variations d'ailleurs souvent importantes.

De même que les signes fonctionnels sont ici fort atténués, les signes physiques de la cystite chronique, tout en étant assez analogues à ceux des cystites aiguës, sont beaucoup moins intenses. Ils consistent surtout en sensibilité au toucher rectal ou vaginal, et en sensibilité de la vessie au contact des instruments et à la distension. Les symptômes généraux, enfin, manquent pendant longtemps et ce n'est qu'à une phase avancée de la maladie qu'apparaissent l'amaigrissement, la sécheresse de la peau, les troubles digestifs et la fièvre caractérisant la pyélonéphrite chronique.

Il est inutile de consacrer de longs développements à la *marche* du catarrhe vésical. Il s'agit là d'un état essentiellement torpide, chronique, ne déterminant, comme nous l'avons vu, qu'un minimum de symptômes physiques et fonctionnels et n'arrivant qu'après des années et des années à retentir sur l'état général. Le catarrhe vésical est en effet compatible avec une longue survie, mais il finit toujours par provoquer des complications graves et même mortelles : pyélonéphrite chronique, urémie, etc. Le *pronostic* doit donc en être réservé.

Un mot encore sur la **cystite pseudo-membraneuse**. Celle-ci se caractérise par l'expulsion tantôt de membranes vraies, ayant la structure de la muqueuse vésicale, tantôt de fausses membranes fibrineuses.

En ce qui concerne son étiologie, on peut dire que la *cystite membraneuse vraie*, encore désignée sous les noms de cystite exfoliante, de cystite gangréneuse, se développe surtout au cours de la grossesse ou à la suite de l'accouchement. Elle reconnaît ou bien une cause mécanique, soit distension de la vessie, ou bien une cause vasculaire: troubles circulatoires du petit bassin, ou plutôt, comme le pense le Professeur GUYON, elle s'observe toutes les fois que les phénomènes inflammatoires acquièrent une extrême intensité. D'après PÉPIN, ils seraient presque toujours dus au colibacille. Quant à la *cystite pseudo-membraneuse*, elle succède généralement à l'introduction dans l'organisme de cantharides. La cystite membraneuse ou pseudo-membraneuse vient toujours se greffer sur une cystite ancienne subitement aggravée ; elle se caractérise par la production d'hématuries, l'état fortement ammoniacal des urines, leur purulence excessive et leur odeur très fétide, en même temps que par l'aggravation des phénomènes généraux. Mais le phénomène capital, c'est l'expulsion de membranes ou de pseudo-membranes petites et minces, ou au contraire épaisses et étendues, celles-ci provoquant facilement de la dysurie.

L'issue de ces fausses membranes semble de bon augure, car

« l'urine fétide sort alors avec facilité et la désinfection de la vessie par des lavages antiseptiques devient alors possible ; mais, même dans ces cas, la mort peut survenir par continuation des accidents infectieux du côté des reins, dans le bassinet, dans lesquels on peut trouver des productions membraneuses, ou par perforation, vésicale et péritonique, la paroi du viscère étant gangrenée dans toute son épaisseur » (POUSSON).

Parmi les formes de la cystite, il faut encore réserver une place à la cystite blennorrhagique, dont nous ne donnerons ici qu'une description résumée, la question ayant été traitée déjà à propos des complications de la blennorrhagie.

« Les complications vésicales de la blennorrhagie se présentent sous deux formes : l'une fréquente, décrite sous le nom de *cystite du col*, en raison de son siège anatomique, l'autre excessivement rare (si tant est qu'elle existe), où l'inflammation s'étend à toute la surface muqueuse : c'est la *cystite du corps* (1) » (FOURNIER).

Très fréquente, la cystite du col ne se produit généralement que deux ou trois semaines après le début de la blennorrhagie aiguë, ou même dans le cours d'écoulement déjà chronique. Elle est parfois provoquée par une thérapeutique intempestive, et l'on a pu accuser les grands lavages urétraux de la déterminer dans un certain nombre de cas ; mais, le plus souvent, elle est spontanée. Survenant chez des individus placés dans les meilleures conditions hygiéniques, suivant rigoureusement un traitement rationnel, elle doit être alors rattachée à une infection ascendante ; de l'urètre antérieur, le gonocoque gagne l'urètre postérieur, atteint le col de la vessie et y produit, par son action spécifique sur les muqueuses, les phénomènes inflammatoires que nous étudions actuellement.

Dans ses formes les plus légères, la cystite blennorrhagique du col ne se caractérise que par « un besoin d'uriner fréquent et impérieux, uni à des douleurs périnéales légères qui se produisent spécialement au début et à la fin de la miction » (FOURNIER).

A la période d'état, ce que l'on observe surtout, c'est un ténesme vésical marqué, consistant en envies d'uriner fréquentes et impérieuses, ne laissant aucun répit au malade. Au ténesme s'ajoutent des douleurs qui éclatent juste au moment où les der-

---

(1) Dict. JACCOUD, art. *Blennorrhagie.*

nières gouttes d'urine sont évacuées. Aussitôt après, le malade éprouve une sensation de poids au niveau du périnée et ressent de nouveau le besoin de la miction. Ces douleurs ne restent pas cantonnées à la région hypogastrique ; elles remontent vers les flancs, s'étendent à l'anus, au gland, ou même irradient jusque dans les membres inférieurs.

Vient-on à examiner la façon dont se fait la miction, on constate que l'urine, d'abord claire, se trouble ensuite par mélange de pus ou de sang ; aux dernières gouttes d'urine se mêle donc, le plus souvent, une certaine quantité de pus ou de sang. Malgré l'intensité de ces symptômes locaux, l'état général n'est que peu troublé : il n'y a pas de fièvre.

Au bout de quelques jours, les phénomènes locaux s'atténuent : le ténesme s'apaise, les épreintes deviennent moins douloureuses, les urines s'éclaircissent, l'écoulement urétral, momentanément interrompu, reprend bientôt son abondance première.

La cystite du col doit être différenciée de la prostatite blennorrhagique, où le ténesme est bien moindre, où la miction n'est pas spécialement douloureuse à la fin, et où l'urine n'est pas mélangée de sang pur. Fait-on le toucher rectal, on constate, en cas de prostatite, l'existence d'une tumeur très douloureuse, dure, donnant lieu à de la dysurie et à de la rétention d'urine ; les symptômes généraux sont beaucoup plus accentués dans la prostatite que dans la cystite.

La *cystite du corps* est exceptionnelle ; elle se traduit par les phénomènes habituels : douleurs, fréquence et pyurie.

La *marche* de la cystite est exceptionnellement irrégulière. Il suffit de la plus petite imprudence, du plus léger écart de régime, de la plus petite erreur thérapeutique, pour provoquer une rechute plus ou moins grave. Les cystites dont on peut modifier la cause paraissent comporter un pronostic plus favorable que les autres. La terminaison par perforation ou suppuration est tout à fait exceptionnelle ; même dans les cystites chroniques, la mort, lorsqu'elle survient, est la conséquence d'une infection urineuse, de la pyélite ou de la pyélonéphrite.

Le *diagnostic* est extrêmement facile, et on le portera à coup sûr, si l'on constate les trois symptômes fondamentaux : douleur, fréquence et pyurie. Cette recherche permettra d'éliminer les réactions vésicales du prostatisme, la neurasthénie urinaire, si fréquente à tout âge, les névralgies de la vessie qui ne s'accompa gnent de douleur qu'au moment de la miction et qui, en dehors de là, laissent la vessie indolente. La pyurie étant le symptôme fondamental, il est indispensable de la rechercher avec soin, et M. Pousson insiste avec raison sur la valeur capitale de l'épreuve dite des trois verres.

Pour être complet, le diagnostic doit comporter la mise en évidence de la cause et des principales complications. Un interrogatoire attentif montrera s'il s'agit de calculs de la vessie, d'hypertrophie de la prostate, de rétrécissement de l'urètre, etc. Lorsqu'on ne trouve pas de cause nette, il est prudent de penser à la tuberculose, et parfois l'examen minutieux de la prostate, des vésicules séminales, des poumons, fournira à ce sujet des indications précises. Le *pronostic* est des plus variables. Il dépend, avant tout, de la cause de la cystite, de l'état antérieur de l'appareil urinaire, et aussi de la nature de l'affection vésicale. Les cystites, chez les rétrécis et chez les calculeux, cèdent rapidement, après que l'on a rendu au canal son calibre primitif, ou que l'on a débarrassé la vessie de la pierre qu'elle contenait.

La cystite douloureuse comporterait, par contre, un pronostic d'autant plus grave qu'elle se complique très rapidement de pyélonéphrite ascendante, par suite des contractions incessantes de la vessie déterminant le reflux des urines infectées dans l'uretère (Pousson).

CHAPITRE III

LES PYÉLONÉPHRITES

Les auteurs actuels distinguent deux variétés de pyélonéphrites suivant qu'il n'y a pas ou qu'il y a rétention : dans le premier cas, il s'agit de *pyélonéphrites* proprement dites, dans le second, de *pyonéphrose.* Nous nous occuperons d'abord des pyélonéphrites, en suivant pas à pas la belle description qu'en a donnée M. le Professeur LEGUEU dans son *Traité chirurgical d'Urologie.*

A. — Pyélonéphrites pures.

En ce qui concerne l'*étiologie,* la première question à résoudre est la suivante : *Quelles sont les voies de l'infection ?* Elles sont multiples : 1º *voie lymphatique,* invoquée par ROWSING, contestée par M. LEGUEU ; 2º *voie ascendante* ou *urétérale,* que l'inflammation remonte le long des parois de l'urètre ou que les microbes, suivant la cavité urétérale, arrivent directement au rein, voie étudiée par HALLÉ et ALBARRAN. Normalement, la vessie protège les reins contre toute infection microbienne ; elle est la gardienne des uretères (GUYON), que défendent encore la forme et l'obliquité du méat urétéral, la sangle musculaire péri-urétrale (GUYON et COURTADE), et, surtout, le courant de chasse urinaire. A l'état pathologique, les orifices urétéraux restent béants ; parfois, grâce à l'existence de lésions ulcéreuses, il y a stagnation d'une urine riche en germes pathogènes ; ceux-ci peuvent alors remonter vers le rein, « se comportant comme ces particules charbonneuses qui, injectées dans la vessie après ligature de la verge, se retrouvent au bout de peu de temps dans le bassinet » (LEGUEU). Ces considérations expliquent pourquoi la pyélonéphrite se voit surtout chez de *vieux rétentionnistes,* que leur rétention soit due à une hypertrophie de la prostate, à un rétrécissement de l'urètre ou à une lésion médullaire ; 3º la *voie hématogène* ou *descendante* a été étudiée par ALBARRAN, REBLAUD, BAZY, ROWSING. Vient-on à injecter des microbes dans le sang, on ne tarde pas à les retrouver dans les urines. L'infection, dans les cas de cette catégorie, peut être d'origine sanguine (grippe, fièvre typhoïde, amygdalite) intestinale (gastro-entérites infantiles) ou même urinaire ; de la vessie et du rein, l'infection passe dans le sang, pour revenir au rein. Certains reins peuvent ainsi être touchés des deux côtés à la fois (LEGUEU).

Quant aux *agents microbiens*, c'est, en première ligne, le bacterium coli (ALBARRAN), après lui, le streptocoque, le staphylocoque, le proteus, le bacille d'Eberth, le pyocyanique, le gonocoque, les anaérobies, ces derniers intervenant surtout dans les pyonéphroses.

Parmi les *causes prédisposantes*, signalons : 1° *celles qui agissent sur le rein* : traumatismes, calculs, intoxications, rétentions rénales ; 2° les *infections vésicales*, surtout chroniques ; 3° les *infections générales* : colibacillose, strepto, staphylo, pneumococcies, scarlatine, etc.

L'anatomie pathologique des pyélonéphrites est simple. Dans les *pyélonéphrites descendantes*, la lésion décroît du rein vers l'urètre. Le rein, gros et congestionné, est entouré d'une capsule irritée ; on voit, à sa surface, des foyers hémorragiques ou de petits abcès. Histologiquement, M. ALBARRAN décrit : une forme *suraiguë*, congestive, une forme *aiguë*, que caractérisent des lésions épithéliales et diapédétiques; une forme *prolongée*, où les lésions : abcès, sclérose, prédominent autour des vaisseaux. Le bassinet est le siège d'altérations moins avancées que dans la forme suivante.

Dans les *pyélonéphrites ascendantes*, ce qui domine, en effet, ce sont les lésions de l'uretère et du bassinet. Noël HALLÉ, dans sa thèse, a décrit deux variétés de *lésions urétérales* : 1° la dilatation a-t-elle précédé l'infection, les lésions sont *bilatérales* : l'uretère est dilaté, allongé, flexueux, coudé : cette forme se voit surtout chez les vieux rétentionnistes ; 2° est-ce l'infection qui a commencé, la lésion est *unilatérale* et consiste en urétérite avec péri-urétérite fibreuse. Le *bassinet* a sa cavité distendue par une suppuration abondante ; les parois en sont épaissies, indurées, congestionnées; parfois elles sont le siège de plaques de leucoplasie. La lipomatose péripyélitique est fréquente ; il s'y substitue parfois de la périnéphrite scléreuse.

Quant aux *lésions rénales*, ALBARRAN en distingue deux types : 1º type *scléreux*, où le rein est petit, rétracté, difficile à décapsuler ; 2º type *suppuré*, les lésions histologiques peuvent elles-mêmes affecter trois formes : *néphrite rayonnante, néphrite diffuse infiltrée, abcès métastatiques*, surtout corticaux. Le rein opposé est rarement sain, que ses lésions soient dues à l'élimination de germes ou de toxines (MAUGEAIS) ou aux néphrotoxines de MM. CASTAIGNE et RATHERY.

Quelle que soit leur *symptomatologie*, les pyélonéphrites présentent quelques *signes communs* : 1º *pollakiurie nocturne*, beaucoup plus accusée que dans les cystites (BAZY, LOUMEAU) ; 2º existence d'une *douleur très nette déterminée par la pression sur la partie terminale de l'uretère*, douleur qui s'accompagne d'une *violente envie d'uriner* (réflexe utéréro-vésical de BAZY). La palpation permet d'ailleurs, surtout chez la femme, de percevoir l'*induration de l'uretère terminal*, signe excellent (LEGUEU) ; 3º Comme points douloureux à rechercher, signalons les points de BAZY : *sous-costal, para-ombilical*, et *costo-musculaire*, et ceux de PASTEAU : *point sus-intra-épineux*, situé en dedans et au-dessus de l'épine iliaque antéro-supérieure, *inguinal*, à l'orifice externe du canal de même nom, et *sus-iliaque latéral*, moins important ; 4º *Les modifications des urines*, qui sont abondantes et chargées de pus *(polyurie trouble* de GUYON*)*, et, parfois même, contiennent un peu de sang ; 5º Les mictions sont douloureuses. Il y a d'ailleurs des douleurs identiques à celles de la colique néphrétique.

M. LEGUEU décrit aux pyélonéphrites diverses *formes cliniques* : 1º pyélonéphrites non purulentes, de type catarrhal ou fibrineux, succédant à l'ingestion de certains toxiques (cantharide, balsamiques) et facilement produites par l'expérimentation. Cliniquement, elles se traduisent par des douleurs lombaires, de l'oligurie, quelquefois même de l'anurie. L'urine peut être si riche en fibrine qu'elle se prend en gelée. La maladie guérit généralement par simple suppression du médicament, par le repos et le régime lacté ; elle peut, exceptionnellement, aboutir à la néphrite chronique (Chauffard) ; 2° les **pyélonéphrites descendantes**, débutent par des douleurs lombaires et par des symptômes généraux graves : fièvre élevée, frissons, lassitude générale, vomissements. Les urines, troubles, albumineuses, donnent, à la centrifugation, un abondant culot, riche en polynucléaires. Les reins sont gros et douloureux. Au bout de quelques jours, les phénomènes généraux disparaissent, mais les urines restent troubles et le pronostic sévère ; 3° dans les **pyélonéphrites ascendantes**, le début est insidieux et veut être recherché : les urines, non acides, sont abondantes, troubles par le pus qu'elles contiennent, et pâles par défaut de chromogène : ce sont les *urines rénales* de Guyon. Elles ne contiennent que peu d'urée et de chlorures, mais renferment toujours de l'albumine, même en dehors du pus ; histologiquement, on y trouve constamment des cylindres. Le rein est gros et sensible, et il est facile de retrouver les points urétéraux. Les signes généraux acquièrent d'emblée une extrême gravité : la langue est sèche, rouge, collante, l'appétit nul *(dyspepsie urinaire* de Guyon). La fièvre décrit habituellement de petites oscillations régulières entre 38° et 38°5 ; elle disparaît à la dernière période. L'amaigrissement progresse, la peau devient sèche et écailleuse, et, finalement, le malade succombe dans l'urémie. L'évolution est presque toujours longue. Le pronostic n'en est pas moins des plus sévères. « La plupart des urinaires meurent par la pyélonéphrite » (Legueu) ; 4° la **pyélite gonococcique** est presque toujours d'origine ascendante et se caractérise surtout par la polyurie et la pyurie ; 5° plus importantes encore sont les **pyélonéphrites gravidiques**. Bien qu'une pyélonéphrite préexistante soit manifestement aggravée par la grossesse, nous ne voulons étudier ici que les pyélonéphrites consécutives à la grossesse. En ce qui concerne leur *pathogénie*, il faut faire jouer le rôle capital à deux facteurs : *compression des uretères*, laquelle « prépare le terrain », compression d'autant plus facile qu'une pression de quelques grammes suffit à oblitérer sa cavité (Halbertsman); *apport microbien*, le microbe en cause étant le *colibacille* (Reblaud). D'après le Professeur Bar, l'infection du bassinet et du rein qui en est la conséquence passe par deux phases : une présuppurative et une suppurative. Les lésions siègent surtout à droite; elles se développent vers le quatrième mois de la grossesse, quelquefois plus tôt; on admet alors, les causes mécaniques ne pouvant être invoquées, que l'inflammation urétrale s'explique par l'hyperhémie vésicale et par les changements apportés aux rapports normaux de l'urètre, de la vessie et des uretères (MIRA- BEAU). *Cliniquement*, la pyélonéphrite gravidique débute soit par une fièvre continue, que rien n'explique et qui peut faire penser à la tuberculose (BAR), soit brusquement par une fièvre à type rémittent, des phénomènes locaux : douleur, survenant par crises, et troubles vésicaux identiques à ceux de la cystite. L'état général reste longtemps bon, à moins que les deux reins ne soient atteints. Les urines, après avoir contenu seulement des bacilles, prennent nettement le caractère purulent, avec, parfois, de véri- tables décharges, coexistant avec une diminution de tous les symp- tômes. Le cathétérisme des uretères, la séparation des urines peuvent rendre ici de précieux services, dans les rares cas où ils sont possibles. La maladie peut guérir, ou récidiver, par exemple au cours de grossesses ultérieures, ou être l'origine de compli- cations (phlegmon périnéphrétique), ou encore interrompre la grossesse ; il y a alors beaucoup de chances pour que l'enfant succombe prématurément.

Nous arrivons au *diagnostic*. Trois cas sont à envisager (LEGUEU):

1º *Il y a pyurie seule*. On arrive alors assez facilement au diag- nostic ;

2º *Il y a des phénomènes de cystite*, mais la vessie n'est que peu sensible. L'examen cystoscopique décèlera l'existence des lésions urétérales. Quelquefois, à vrai dire, la vessie est atteinte, et l'exa- men cystoscopique impossible. Pour qui sait rechercher, métho- diquement, les signes précédemment indiqués, le diagnostic est presque toujours possible ;

3º Dans les *formes abdominales*, on peut confondre la pyéloné- phrite avec une cholécystite, une appendicite, une salpingite, une fièvre typhoïde. Le cathétérisme des uretères, la séparation des urines, la cystoscopie, permettent généralement d'éviter ces erreurs.

Le diagnostic de pyélonéphrite une fois fait, il faut éliminer la tuberculose par l'absence de bacilles dans les urines et de tout signe de tuberculose, et par l'inefficacité des inoculations répétées.

B. — Pyonéphroses.

Sous le nom de pyonéphroses, il est classique de désigner une rétention de pus à l'intérieur du rein. On en distingue deux variétés : 1° l'*uro-pyonéphrose*, constituée par l'infection secondaire d'une poche d'hydronéphrose ; 2° la *pyonéphrose pure*, due à la transformation d'une pyélonéphrite sous l'influence d'une obstruction urétérale. Dans le premier cas, l'infection se fait par voie descendante ; dans le second cas, par voie ascendante. Les unes et les autres ont été bien étudiées par M. GOSSET, dans sa thèse inaugurale (Paris, 1900).

Nous suivrons ici la description de M. le Dr LEGUEU.

Anatomie pathologique. — 1° La *poche pyélorénale* constitue la lésion fondamentale. Son volume, extrêmement variable, peut acquérir des proportions considérables. La forme est également variable. Tantôt le bassinet forme la partie la plus considérable de la tumeur, le rein restant tout petit. Tantôt, au contraire, le rein est tellement gros qu'il cache le bassinet. C'est ce que l'on observe surtout dans les pyonéphroses descendantes. Vient-on à couper la poche, on constate qu'elle est constituée par des cavités dilatées qui communiquent les unes avec les autres. Sur la cavité centrale viennent se greffer des cavités secondaires qui s'enfoncent peu à peu dans le rein, auquel elles se substituent en l'amincissant. Ces cavités secondaires occupent la place des pyramides et leurs cloisons limitantes sont représentées par les colonnes de Bertin atrophiées.

Il se forme quelquefois ainsi des collections suppurées intra-rénales qui restent indépendantes des poches que nous venons de décrire. Ces collections peuvent être sous-capsulaires. Le parenchyme rénal restant est atrophié et sclérosé ; cette sclérose est d'autant plus nette que les lésions sont plus anciennes. Il n'y a guère qu'au début qu'on peut trouver par places des processus d'hypertrophie compensatrice. La poche contient du pus plus ou moins mélangé à de l'urine, laquelle se reconnaît non seulement à sa coloration, mais encore à l'urée qu'elle contient. Il n'est pas exceptionnel de trouver au centre de la pyonéphrose des calculs primitifs ou secondaires.

L'uretère, dans les infections ascendantes, est volumineux, bosselé, moniliforme. A ces lésions d'urétérite chronique se joignent d'ordinaire des lésions de péri-urétérite. Sa lumière est irrégulière, rétrécie au niveau de certains points où il existe de véritables valvules. Dans les infections descendantes, il est au contraire presque toujours intact et les lésions, lorsqu'elles existent, siègent habituellement au-dessus de l'obstacle. Cet obstacle s'accentue à la longue, si bien que, d'ouverte, la pyonéphrose tend à devenir fermée. Les vaisseaux du rein malade sont toujours atrophiés (GOSSET).

Un mot sur les lésions histologiques. Dans les uro-pyonéphroses, il est facile de constater, au niveau du parenchyme rénal restant, la dilatation des tubes, l'épaississement des glomérules. Dans les pyonéphroses, les lésions sont très irrégulièrement réparties. Sur les points les plus malades, on note l'épaississement des capsules glomérulaires, l'aspect grenu des cellules, la prolifération épithéliale des tubes dans la substance médullaire, et autour, une infiltration embryonnaire avec quelques points hémorragiques. Les lésions de la vessie et de l'urètre sont constantes et intenses dans les pyonéphroses ascendantes ; elles sont au contraire peu marquées dans les pyonéphroses descendantes. Quant aux lésions du rein opposé, elles sont constantes dans les pyonéphroses ascendantes. Dans les autres, au contraire, elles manquent souvent, comme l'a démontré GOSSET, et, lorsqu'elles existent, elles ne sont, le plus habituellement, que la conséquence de la pyonéphrose, et peuvent constituer dans ces cas une indication opératoire formelle.

Etude clinique. — Il est souvent difficile de dire exactement le moment où la pyélonéphrite devient pyonéphrose. Voici les signes qui permettront, le plus souvent, d'affirmer la rétention :

La *douleur* spontanée, qui ne survient qu'à l'occasion des crises de rétention : elle occupe le rein et l'uretère, et oblige quelquefois le malade à mettre sa jambe en flexion. La douleur provoquée ne s'observe, elle aussi, que pendant la phase de rétention, et elle détermine, à ce moment, un certain degré de défense de la paroi.

La *pyurie* est le signe véritablement fondamental.

Dans la pyonéphrose, la pyurie est *abondante, intermittente,* variant d'un jour à l'autre suivant la plus ou moins grande facilité qu'éprouve le pus à s'évacuer. Enfin, elle est *indéfinie,* et résiste à toutes les médications.

La *tumeur rénale* constitue le troisième grand symptôme. Le rein est augmenté de volume, il déborde notablement les fausses côtes ; au début, il a conservé sa forme. Plus tard, il prend peu à peu les caractères d'une grosse tumeur lisse, régulière, un peu sensible, non fluctuante, plutôt dure, et qui, à certains moments, se tend sous l'influence de la rétention. La maladie persiste long-temps sans réagir sensiblement sur l'état général ; mais, à ce sujet, il y a lieu de distinguer plusieurs cas. Il y a des malades — ceux que M. GUYON appelle des *pisseurs de pus* — qui, pendant des années, ne présentent d'autres symptômes que la pyurie. Ils ne maigrissent pas, ils n'ont pas de fièvre. Mais le plus souvent, à un moment donné, surviennent des accidents. Ce sont d'abord des crises de rétention, caractérisées par l'apparition de la douleur dans le flanc, la défense de la paroi, la fièvre et la diminution considéra-ble de la pyurie. La crise dure de un à deux jours, quelquefois plus, puis soudain la température revient à la normale, tandis que le pus fait apparition en grande quantité dans les urines. Quelque-fois, le processus infectieux se propage au tissu cellulaire périnéal, et il en résulte un phlegmon périnéphrétique, parfois suivi d'une fistule uro-purulente. D'autres fois, mais ce sont là des éven-tualités exceptionnelles, la pyonéphrose s'ouvre dans l'estomac, l'intestin, la plèvre, le poumon. Des fistules sont souvent la consé-quence de ces ouvertures anormales. A la longue, la fièvre s'installe d'une façon continue, la cachexie s'établit et l'hecticité est parfois telle que nombre de ces malades sont pris pour des tuberculeux. Dans quelques cas exceptionnels, l'uretère s'atrophie et s'oblitère, et la guérison survient par mort du rein comme dans la tuberculose.

Diagnostic.— Le diagnostic de la pyonéphrose se confond sou-vent avec celui de la pyurie. Voici, à ce sujet, les renseignements fournis par M. le Dr LEGUEU.

La présence du pus dans les urines se révèle par des caractères divers. Ou il s'agit de stries purulentes ou de filaments venant habituellement de l'urètre ; ces filaments plus ou moins allongés sont formés de leucocytes agglomérés dans un magma de mucine et de cellules épithéliales. Au lieu de stries et de filaments, c'est un nuage floconneux qui se dépose par le repos au fond du vase, ou c'est un trouble total, avec augmentation de quantité des urines (polyurie trouble). Cette polyurie trouble indique à coup sûr une origine rénale. Le dépôt qui existe au fond du vase peut revêtir une consistance visqueuse, gluante par transformation ammoniacale de l'urine, laquelle peut s'opérer dans les voies urinaires ou à l'air. Cette transformation ammoniacale a pour effet d'amener la disparition des leucocytes. Il faut être prévenu de cette éventualité.

Diverses causes d'erreur peuvent se mettre de la partie et faire croire à du pus qui n'existe pas. Ce sont, d'une part, la *spermatorrhée* qui vient polluer les dernières gouttes d'urine, ou encore des filaments qui ne sont point composés de globules de pus, mais ne renferment que des *cellules épithéliales*. La *chylurie* qui alterne avec l'hématurie peut encore prêter à confusion ; il s'agit là d'une maladie des pays chauds parfaitement inconnue dans nos régions. Citons encore la *fermentation spontanée* de l'urine. Au praticien de se méfier ; il doit faire uriner le malade devant lui, sinon l'urine que ce dernier lui apporte peut être troublée du fait de la fermentation opérée dans le vase clos et cela peut induire en erreur. Autre cause de méprise : la *bactériurie*. Il s'agit de microbes qui, s'étant éliminés au cours d'une maladie infectieuse par les voies urinaires, colonisent ensuite dans les urines et forment une sorte de boue bactérienne constatable au microscope. Les urines en pareil cas ne sont pas seulement troubles ; elles dégagent encore une odeur infecte. Ce sont surtout *les sédiments urinaires* qui exposent à l'erreur. Il faut demander au malade si les urines sont claires à l'émission et ne se déposent qu'après refroidissement (urates), ou bien si l'émission est trouble dès l'origine (phosphates). En chauffant, les urates se dissolvent ; une goutte d'acide dans le verre à pied à expérience dissout les phosphates. Il ne faut jamais oublier de répéter cette série de réactions. L'urine phosphaturique ressemble à s'y méprendre à l'urine purulente. Une goutte d'acide clarifie immédiatement l'urine phosphaturique et trouble l'urine purulente. C'est même ce trouble de l'urine purulente après adjonction d'acide qui la fait si souvent confondre avec l'urine albumineuse. Il est indispensable que la confusion ne soit pas faite, car le traitement est différent. Si le régime lacté est parfois indiqué dans l'urine albumineuse, il fait régulièrement du mal dans les cas de pyurie, par l'affaiblissement qu'il provoque.

Il existe du pus, quelle est son origine ? Les filaments indiquent en général une origine urétrale ou prostatique. Est-ce l'urètre antérieur ou postérieur qui est touché? On fait uriner le malade successivement dans trois verres, le premier jet d'urine étant reçu dans le premier verre et la suite du jet dans les autres verres. Si les filaments viennent de l'urètre antérieur, le premier verre seul en contient ; s'ils viennent de l'urètre postérieur, c'est dans le dernier verre qu'on les retrouve. On peut user d'autres moyens de diagnostic. Ainsi l'instillation de quelques gouttes de bleu de méthylène à 1/100 dans l'urètre antérieur : cette solution colore tous les filaments de l'urètre antérieur. Si ensuite il sort des filaments blancs, non colorés de bleu, la preuve est faite que ces derniers viennent de l'urètre postérieur. On peut encore, à l'aide d'une sonde, opérer un lavage soigneux de l'urètre antérieur. Si le malade, ayant uriné, montre encore des filaments, c'est l'urètre postérieur qui est en jeu.

Une pyurie initiale, avec gros bouchon de pus, indique en général une prostatite suppurée ouverte dans l'urètre. Lorsque la suppuration est totale, deux grands caractères ont de l'importance : la quantité de pus et son intermittence. La vessie, en général, suppure peu. Si le dépôt de pus est *abondant,* cela vient pour sûr du rein et traduit l'existence d'une pyonéphrose, laquelle, du reste, peut se prolonger des années. L'*intermittence* est un autre caractère de la pyurie rénale ; une vessie suppure, en général, d'une façon continuelle. Lorsqu'il existe de l'intermittence, le phénomène signifie oblitération urétérale, cette dernière pouvant s'accompagner de douleurs (par suite de la mise en tension du rein) et de fièvre. Il est une seule circonstance où l'intermittence de la pyurie dépend d'une cause vésicale : quand il existe une collection périvésicale et que celle-ci, comme il arrive dans certaines salpingites, s'est ouverte dans la vessie.

Particularité importante à connaître : la suppuration rénale s'accompagne souvent de signes vésicaux (fréquence et douleurs). Comment savoir si c'est le rein ou la vessie qui est en cause? Quand il s'agit de la vessie, le dépôt est peu épais, constant ; de plus, la vessie est sensible à l'exploration, au toucher, à la distension ; la séparation des urines fournit une urine de qualité égale de chaque côté. Quand c'est le rein qui est malade, la vessie est insensible à l'exploration, au toucher ou à la distension, l'uretère est augmenté de volume, boursouflé, douloureux à sa terminaison vésicale ; il existe des coliques urétrales.

La cystoscopie montre une inégalité entre les deux orifices urétéraux, celui du côté malade étant congestionné. De plus, l'éjaculation urétrale est limpide d'un côté, trouble de l'autre. Le cathétérisme de l'uretère, la séparation des urines viennent confirmer le diagnostic.

Un seul rein ou les deux reins sont-ils malades? L'altération des deux reins est démontrée par l'abondance de la polyurie, le mauvais état général, la fièvre persistante, malgré l'emploi de la sonde à demeure. La cystoscopie, le cathétérisme de l'uretère, la séparation des urines apportent la certitude de la double atteinte rénale.

La cause de la maladie apporte parfois quelque lumière. Une suppuration est provoquée quand elle succède à la blennorrhagie ou à un sondage ; en pareil cas, il faut rejeter l'idée de tuberculose. Cette idée de tuberculose s'impose par contre à l'esprit quand la suppuration n'est point provoquée, n'a succédé ni à une blennorrhagie, ni à un sondage. Cela est surtout vrai chez l'homme. Pour la femme, il en est autrement. Il existe des infections spontanées qui ne sont pas, de ce fait, tuberculeuses. La démonstration de la nature tuberculeuse est pratiquée par l'examen bactériologique, l'inoculation au cobaye et peut-être aussi (COLOMBINO) l'aspect des leucocytes détériorés, échancrés dans la tuberculose et à noyaux difficilement colorables.

Dans les cas où la pyurie est d'origine rénale, le rein est gros et douloureux ainsi que nous l'avons vu. Le diagnostic de pyonéphrose une fois posé, il reste encore à *savoir si la pyonéphrose est ou n'est pas tuberculeuse*. La recherche des bacilles, l'inoculation des urines, la recherche des autres manifestations de bacillose sur l'appareil génital permettront d'affirmer la tuberculose. Quant à savoir si la pyonéphrose est d'origine ascendante ou descendante, c'est là une question qu'il n'est pas toujours commode de résoudre, et dont l'intérêt est, d'ailleurs, surtout théorique. Chez les rétrécis, les prostatiques, etc., il s'agit le plus souvent de pyonéphrose ascendante. Dernière question : *Quelle est la valeur fonctionnelle du rein malade et celle du rein supposé sain?* Le rein malade sécrète, dès le début, moins d'urine que le rein sain, et il sécrète d'autant moins d'urée et de chlorures, que la maladie est plus ancienne, et la destruction de l'organe plus avancée. Quant à l'état du rein supposé *sain*, il devra être défini exactement à l'aide de l'examen des signes physiques et des recherches de laboratoire (LEGUEU).

DEUXIÈME PARTIE

THÉRAPEUTIQUE TRADITIONNELLE

CHAPITRE PREMIER
LES URÉTRITES

A. — URÉTRITES AIGUËS

Le traitement des urétrites aiguës varie selon que ces urétrites sont *simples* ou *compliquées*.

I. — Urétrites simples.

Le traitement de l'urétrite aiguë peut être *prophylactique* ou *symptomatique*.

Traitement prophylactique.— Nous ne parlerons ici que de la prophylaxie *individuelle* : elle représente l'ensemble des mesures prises avant, pendant et après le coït en vue d'éviter la transmission de la maladie.

Ces mesures sont les suivantes (STERDEUR-VERBELST) :

Avant le coït, la femme procédera à un savonnage des parties génitales externes suivi d'une injection abondante (2 litres) et très chaude (45 degrés) de lysol (1 /2 à 1 0 /o), de lusoforme (1 /2 à 1 0 /o) ou même de borax (2 0 /o).

Si l'homme présente des vestiges appréciables d'une urétrite antérieure légère (humidité du méat, filaments), il pratiquera une miction incomplète.

A l'exemple de JANET, l'auteur conseille l'introduction d'une petite boule de vaseline dans le méat.

Pendant le coït, l'usage du condom (en baudruche et non en caoutchouc laminé) est préconisé. Il ne dispensera cependant pas celui qui s'en sert d'un grand lavage des parties génitales après le coït.

Le coït sera effectué rapidement et suivi d'un lavage au savon des parties après miction préalable (JANET). L'homme urinera le plus tôt possible après, en ayant soin d'augmenter artificiellement, par l'occlusion momentanée de l'orifice urétral, la force du jet (JANET). La femme prendra une injection antiseptique.

M. GUIARD a recommandé récemment les *injections de permanganate de potasse,* faites de la façon suivante.

Ayez à votre disposition : 1° une seringue à éprouvette de 25 grammes dont e piston glisse avec une extrême douceur : on aspirera dans la seringue une solution de permanganate fort, et on la plonge ensuite dans l'éprouvette à demi remplie de la même solution ; on a ainsi en tout temps une seringue stérile ; 2° un verre gradué de 250 grammes soigneusement lavé à l'eau bouillante que l'on tient renversé ; 3° une solution mère de permanganate de potasse, du titre de 1 gramme pour 1.000 ; 4° une provision de plusieurs litres d'eau stérilisée, c'est-à-dire ayant bouilli une demi-heure ; 5° une lampe à alcool munie d'un support ou d'un réchaud à gaz et une casserole en porcelaine pour faire chauffer à 38° ou 40° cette eau stérilisée. Les solutions à employer varient du 1 /5.000 au 1 /10.000 ; elles seront préparées extemporanément : en faisant tomber un paquet d'un gramme de permanganate dans un litre d'eau stérilisée on a une solution mère à 1 /1.000, qu'on coupera de 4 à 9 fois son volume d'eau bouillante en versant dans le verre gradué 20 à 25 grammes de la solution mère et en complétant ensuite les 250 grammes avec de l'eau stérilisée préalablement chauffée.

Les préparatifs sont, dès lors, terminés, et il s'agit de procéder aux manœuvres d'injection. Le patient urine d'abord, puis il prend la seringue, la vide du peu de liquide intentionnellement laissé, comme agent de stérilisation, dans son bout conique, y aspire la solution préparée, en chasse l'air, applique l'extrémité de l'instrument sur le méat entr'ouvert et enfin presse doucement sur le piston. Mais il s'arrête aussitôt qu'il sent l'urètre antérieur en légère tension, résultat produit ordinairement par l'introduction du tiers ou du quart de la seringue. Il garde quelques instants dans le canal le liquide injecté, puis le laisse ressortir et recommence. Il emploie ainsi coup sur coup cinq ou six seringues, chacune d'elles en trois ou quatre fois. En terminant, il a soin de laver et de frictionner avec un tampon de ouate hydrophile trempé dans la solution toute la surface du gland et du prépuce. Il reste ensuite le plus longtemps possible sans uriner, dans le but, non seulement de réduire au minimum la sensation de brûlure dont s'accompagnerait la miction si elle avait lieu trop tôt, une demi-heure ou trois quarts d'heure après la séance, par exemple, mais encore d'augmenter l'efficacité préventive de l'injection ; car le liquide microbicide continue pendant ce temps d'imprégner la muqueuse et d'exercer une action utile, au lieu d'être chassé ou décomposé à l'instant même par le premier jet d'urine.

Ainsi faite, une seule séance paraît suffire lorsqu'elle succède à bref délai (trois ou quatre heures) au coït suspect ; mais si elle était différée davantage (douze ou quinze heures), il serait plus prudent de la répéter deux ou trois fois, à dix ou douze heures d'intervalle.

Si l'on applique exactement cette technique, les injections préventives sont d'une innocuité constante et absolue. Les seuls incidents à redouter sont : 1° les lipothymies, d'ailleurs tout à fait exceptionnelles, surtout si les malades sont étendus ; 2° une réaction suppurative, se manifestant au bout de quelques heures et offrant les apparences de l'écoulement blennorrhagique le mieux caractérisé, si ce n'est qu'il ne contient pas de gonocoques, et qu'il survient bientôt pour un écoulement gonococcique. Ces injections sont *des plus efficaces* : elles assurent contre la contagion les garanties les plus sérieuses. Enfin, elles sont d'une exécution facile et très simple.

On a encore employé, à titre prophylactique, le *nitrate d'argent*, le *sublimé*, le *protargol*, introduits dans le canal urétral après « coup » ; c'est la méthode employée par beaucoup de médecins allemands, mais « en employant des doses trop élevées, irritantes, et en bornant leur action à la fosse naviculaire, c'est-à-dire à une région trop restreinte, que les agents pathogènes ont peut-être déjà dépassée » (GUIARD).

Traitement symptomatique (1). — Il est à la fois général et local; le *traitement général* est le même du commencement à la fin ; le *traitement local* varie suivant les phases de la maladie (2).

A) *Traitement général.*— Il comprend surtout des *prescriptions d'ordre hygiénique,* que l'on peut résumer ainsi : 1° éviter les fatigues de toutes sortes (marche prolongée, station debout) et tous exercices : cyclisme, équitation, escrime, gymnastique, natation ; 2° porter un suspensoir garni de ouate et ne comprimant que modérément les bourses ; 3° s'abstenir rigoureusement de toutes boissons alcooliques ou excitantes (bière, café, liqueurs, vin, thé) ; 4° s'abstenir de viandes rouges, de mets épicés, de crustacés, de coquillages, de charcuterie, d'oseille, de cresson, de tomates, d'asperges, de salades, de fruits crus ; 5° boire aux repas et en dehors des repas des eaux alcalines (Vichy) ou diurétiques (Évian, Vittel) ; 6° mettre en garde le malade contre la possibilité et l'extrême gravité d'une infection conjonctivale ; 7° lui interdire les rapports sexuels jusqu'à guérison complète.

B) *Traitement local.* — Il différe selon que l'on est à la *période prodromique,* à la phase de *début,* d'*état* ou de *déclin.*

---

(1) D'après le *Journal de Médecine de Paris,* 4 mars 1911.

(2) Les opinions classiques sur le traitement de la blennorrhagie aiguë sont bien exposées dans un article de M. L. KENDIRDJY, publié par le *Journal de Médecine et de Chirurgie pratique* (août 1909) et auquel nous avons fait plus d'un emprunt.

Période prodromique. — Lorsque le malade ne ressent encore qu'un peu d'irritation de la muqueuse du canal, quelques auteurs conseillent le *traitement abortif*, c'est-à-dire l'injection, dans l'urètre, à la dose de 5 à 6 centimètres cubes, d'une solution de *nitrate d'argent* au 1/30. Cette méthode présente de graves inconvénients : tout d'abord, elle échoue souvent, et GUIARD a pu dire qu'avec elle « les insuccès sont la règle, et la réussite, l'exception ». Aussi, REUTL, FINGER et FURBRINGER l'ont-ils systématiquement bannie de leur thérapeutique. Elle est, de plus, douloureuse et dangereuse, et nombre de malades se refusent à la subir, dans la crainte d'éprouver d'inutiles souffrances ou de s'exposer, pour plus tard, à un rétrécissement. Le *sublimé*, employé en solution de 1/20.000 à 1/8.000, est passible des mêmes objections. Le *permanganate de potasse*, en injections urétrales à la dose de 0 gr. 25 pour un litre d'eau bouillie, a trouvé de nombreux partisans, « mais ces injections ne sont pas toujours efficaces et, parfois, si elles sont mal faites, elles peuvent amener une urétrite postérieure assez intense accompagnée de prostatite ».

Toutefois, M. ROBLIN a obtenu des résultats très favorables en employant le *modus faciendi* suivant. Pendant trois ou quatre jours, on fait matin et soir un layage urétro-vésical avec une solution de permanganate de potasse à 0 gr. 25 pour un litre d'eau bouillie à 40° ; dans l'intervalle, on prescrit une injection à 1/1.000 que le malade se fait lui-même au moyen d'une petite seringue de 12 à 16 cc. Puis on ne fait plus qu'une fois par jour un grand lavage urétro-vésical avec un litre d'eau contenant 0 gr. 25 à 1 gramme de permanganate ; si, après les quatre premiers jours du traitement, l'urètre ne présente plus d'humidité appréciable, on continue les lavages en augmentant peu à peu la dose de permanganate jusqu'à 1 gramme au maximum par litre. Au bout de sept à dix jours, l'écoulement a complètement disparu, mais il est prudent de continuer encore trois à quatre jours, par crainte des récidives. Ces lavages seront toujours faits dans la position horizontale avec un bock laveur fixé à 1 m. 20 de hauteur et avec une capsule à extrémité olivaire, et il ne pénètre pas plus de 250 grammes de solution dans la vessie, une fois l'urètre antérieur bien nettoyé. On recommandera aux malades de toujours uriner *avant* chaque lavage et chaque injection et *après* chaque lavage pour rejeter le permanganate. On instituera naturellement en plus le régime habituel. Le patient est-il nerveux ou pusillanime, on pratique, avant d'introduire le permanganate dans la vessie, une anesthésie de l'urètre avec une solution de cocaïne à 1 o/o.

Le procédé du Dr ROBLIN est assurément moins dangereux que les précédents ; il réussirait à peu près dans tous les cas où les symptômes inflammatoires ne remontent qu'à 24 ou 36 heures au plus. La seule objection à lui adresser, c'est que, les lavages devant toujours être faits par le médecin, elle oblige les malades à venir plusieurs jours de suite se faire traiter deux fois dans la même journée.

M. LEBRETON (*Journ. de Méd. de Paris*, N° 14, 8 avril 1911) a recours, lui aussi, aux injections de permanganate, mais seulement dans les cas où le début remonte à 24 ou 36 heures au plus. Voici son *modus faciendi* :

J'emploie le permanganate de potasse à dose toujours faibles (1/5.000 environ), et de la façon suivante :

Lorsqu'un malade vient me consulter pour une blennorrhagie au début, après examen de l'écoulement et constatation du gonocoque, je lui fais immédiatement un grand lavage, suivant la méthode de JANET, après désinfection soigneuse et le plus souvent cocaïnisation de l'urètre antérieur. Je ne me borne pas au lavage de l'urètre antérieur pour cette raison que, d'après les plus récentes statistiques, l'urétrite est totale dès le premier jour dans 25 o/o des cas environ et que, en outre, il doit, aussi bien en arrière qu'en avant du sphincter, y avoir une phase d'incubation, dans laquelle le gonocoque, quoique présent, ne donne lieu à aucune manifestation permettant de le déceler ; d'ailleurs, les dangers de contamination d'un urètre postérieur sain sont rendus illusoires par la désinfection soigneuse de l'urètre antérieur, et par ce fait que, si les gonocoques peuvent être repoussés dans l'urètre postérieur, c'est par l'intermédiaire de la substance antiseptique qui leur est le plus nuisible.

Pour que le traitement réussisse, il est indispensable de baigner souvent la muqueuse dans la solution antiseptique. A cet effet, je conseille aux malades de se faire eux-mêmes, à l'aide d'une seringue appropriée, et de préférence après chaque miction, cinq ou six petites injections de permanganate faible à garder chacune une demi-minute dans l'urètre antérieur. Si le malade est venu le matin, je le fais revenir le soir pour un grand lavage avant ou après dîner, suivant l'heure du premier lavage.

Pendant les quatre premiers jours, je fais ainsi deux grands lavages, l'un vers neuf heures du matin, l'autre vers sept heures du soir, et, dans l'intervalle, le malade se fait lui-même deux ou trois séries de petites injections.

L'écoulement diminue souvent notablement dès le second jour, et se réduit à un suintement grisâtre dans lequel les gonocoques ne tardent pas à disparaître.

Dès le quatrième jour, il y a souvent si peu de chose que les malades se croient guéris ; je leur conseille cependant, par mesure de précaution, de continuer le traitement pendant quatre autres jours, à raison d'un grand lavage et de deux séries de petites injections par jour, et j'ai eu la satisfaction, dans la plupart des cas, d'obtenir ainsi la guérison définitive de mes malades avec le minimum de souffrances pour eux. Le traitement ainsi conduit est aussi peu douloureux que possible : à peine y a-t-il après les lavages une sensation de légère cuisson, qui disparaît généralement au bout de quelques minutes : ce résultat, très appréciable pour les malades, est surtout dû aux faibles doses employées, dont l'effet est cependant aussi actif que si l'on se servait de doses plus concentrées et généralement mal supportées.

Au début, on utilisera exclusivement les *grands lavages urétro-vésicaux.*

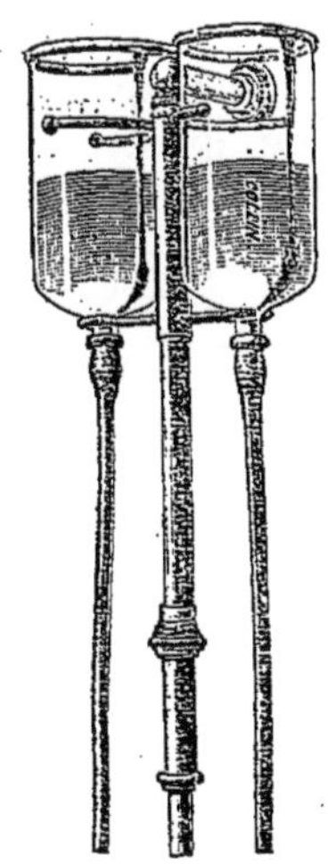

Pour les pratiquer, il suffit de se procurer un appareil constitué (fig. 2) par : un bock, que l'on accroche au mur ; un tube de caoutchouc muni d'un robinet ; une canule en verre, dite de JANET (fig. 3), dont le bout mousse sera introduit à travers le méat. Avant de s'en servir, on fera bouillir le tout dans un grand récipient, puis on accrochera le bock à une hauteur, au-dessus du plan du lit, variant de 0 m. 50 à 1 m. 50, et on versera dans son intérieur une solution de permanganate de potasse à 1/10.000 (0 gr. 10 par litre). Pour préparer extemporanément cette solution, on peut, soit avec des paquets contenant la dose voulue de permanganate, les verser dans la quantité convenable

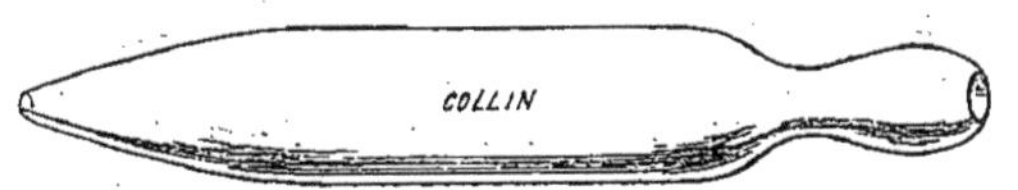

FIG. 3. — Canule du Dr JANET.

d'excipient (eau distillée bouillie) et agiter le mélange avec un fil métallique préalablement flambé ; ou encore, préparer une solution mère de permanganate à 5 o/o ; chaque centimètre cube contient 0 gr. 05 de sel.

Le malade, ayant uriné, se couche sur une table, l'opérateur se place à sa droite, lui glisse un bassin sous le siège et procède à une toilette sommaire du gland découvert, de la rainure balano-préputiale et des lèvres du méat au moyen d'un tampon d'ouate, imbibé d'une solution antiseptique faible. Puis, la verge étant maintenue de la main gauche, on introduit dans le méat l'extrémité pointue de la canule de JANET, préalablement adaptée au tube de caoutchouc, et on laisse couler la solution tiède *en serrant à peine les lèvres du méat* (fig. 4). Lorsque le canal antérieur a été suffisamment lavé, on pourra réaliser le grand lavage proprement dit.

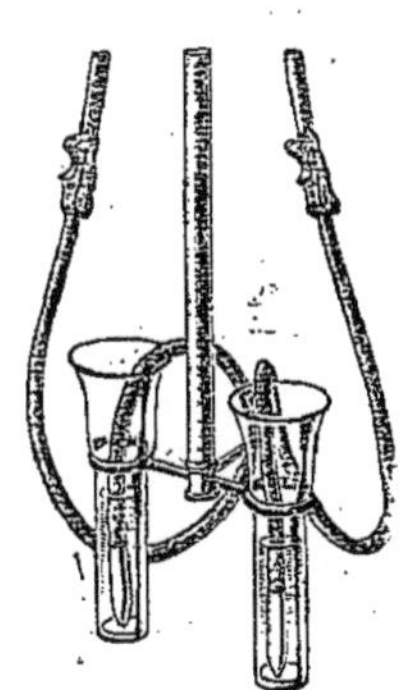

FIG. 2.

Appareil pour grands lavages urétro-vésicaux (Collin).

Pour cela, on recommande au malade de respirer librement et de relâcher ses muscles ; l'opérateur, de son côté, serre hermétiquement les lèvres du méat sur les parois de la canule pour empêcher tout reflux du liquide et vaincre ainsi *sans violence* la résistance du sphincter strié entourant l'urètre membraneux (fig. 5). Lorsque le sphincter cède, l'urètre antérieur cesse d'être distendu, le niveau de la solution de permanganate baisse dans le bock, et le malade, sentant sa vessie se remplir, finit par éprouver le besoin d'uriner. On arrête immédiatement l'opération et on laisse le patient uriner. On recommence alors comme précédemment, et ainsi de suite jusqu'à épuisement (du litre). Le malade prendra immédiatement après un grand bain alcalin.

A la période d'état, on se contentera de mettre le malade aux boissons diurétiques (tisanes de chiendent ou de queues de

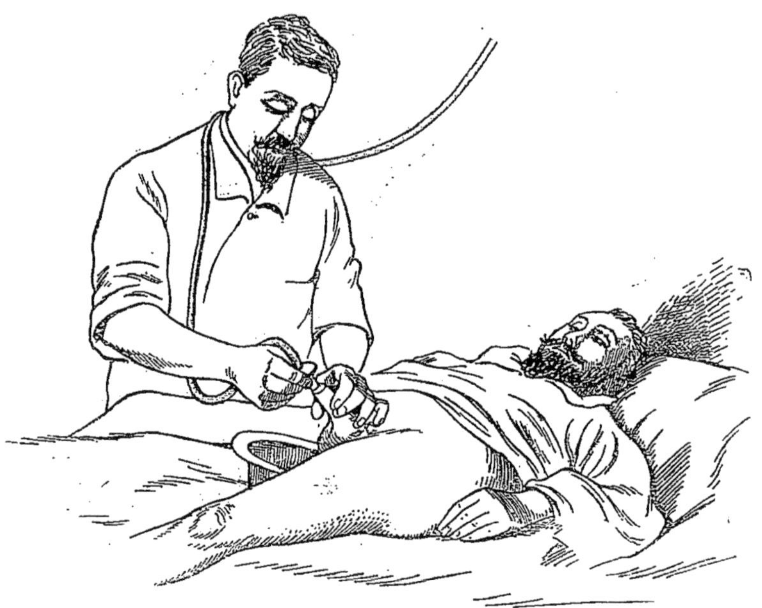

FIG. 4. — Lavage de l'urètre antérieur. La canule est appliquée mollement contre le méat.

cerises) et alcalines (eau de Vichy) ; on lui prescrira des antiseptiques urinaires : salol, urotropine (de 0 gr. 50 à 1 gr. par jour) ; un grand bain quotidien à 36° et, dans la journée, des bains de verge très chauds avec de l'eau bouillie. Les bains de siège chauds combattront efficacement la rétention d'urine, les applications locales de compresses humides, recouvertes de taffetas chiffon, et l'administration de bromure de camphre (0 gr. 75 à 1 gr. pour un cachet, à prendre une demi-heure avant de se mettre au lit) permettront de modérer les érections douloureuses.

A la période de déclin, on recourra aux grands lavages, un par jour, pendant quinze jours, puis un jour sur deux ; on pourra alors leur adjoindre les balsamiques. Les plus connus sont le *copahu*, le *cubèbe* et le *santal*. Leur valeur thérapeutique est indéniable. Le tout est de savoir les employer. « Il faut donner

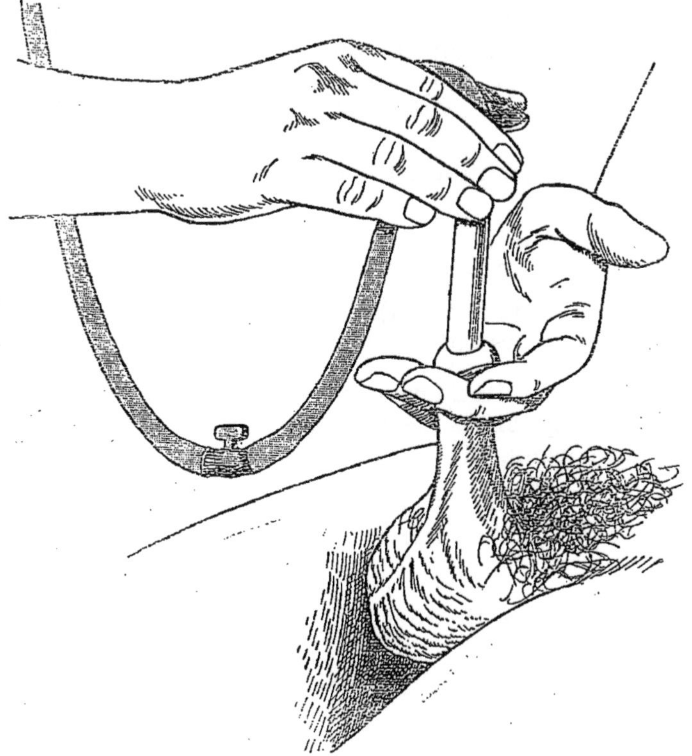

Fig. 5. — Lavage de l'urètre postérieur. La canule est appuyée contre le méat et empêche le liquide de revenir au dehors.

le copahu à temps, ni trop tard, ni surtout, trop tôt » (Fournier). Le même auteur formule les quatre propositions suivantes, qui résument, d'après lui, les indications des balsamiques :

1º *Le copahu, le cubèbe et le santal ne doivent pas être utilisés comme abortifs de la blennorrhagie* ;

2° *Leur action est nulle contre la blennorrhée* ;

3° *Ils sont également impuissants tant que la blennorrhagie conserve un caractère inflammatoire* ;

4° *Ils sont réellement efficaces et curateurs quand la chaude-pisse aiguë est parvenue à la période d'aphlegmasie complète.*

Le *copahu* se prescrit aux doses de 4 à 10 grammes par jour. Les capsules en contiennent environ 0 gr. 30. Pour faire les pilules, on utilise la propriété de la magnésie, qui, mélangée dans la proportion de 1/16, solidifie le copahu en présence de 1/20 d'eau.

La meilleure préparation est l'opiat, dont voici la formule :

```
Copahu ..................................................   1 gr.
Cubèbe pulvérisé...........................................   2 gr.
Essence de menthe..........................................   Q. S.
```

Pour un bol (6-8-10 par jour).
On peut mettre ces bols dans du pain azyme.

Le *cubèbe* est habituellement mieux toléré ; on le donne aux doses de 8 à 16 grammes (délayés dans du sirop) ; on peut aussi l'associer au copahu.

Le *santal* se prescrit aux doses de 1 à 8 grammes par jour, en capsules de 0 gr. 25. Il est très actif, mais souvent falsifié.

II. — Urétrites aiguës compliquées.

Les complications de la blennorrhagie peuvent être *locales* ou *générales.*

A) *Complications locales.* — Elles varient selon le sexe.

1° *Complications locales de la blennorrhagie chez l'homme.* — La *balanite* n'est justiciable que de simples mesures de propreté : lavages avec de l'eau oxygénée coupée de trois parties d'eau distillée froide ; lavages avec une solution étendue de permanganate de potasse (0,25 p. 1.000) ; applications d'un linge fin et propre imbibé d'eau blanche ; contre la *folliculite,* on fera des injections astringentes ou antiseptiques dans l'urètre antérieur, et, si elles persistent, des instillations de quelques gouttes d'une solution de nitrate d'argent au 1/50 avec la seringue spéciale imaginée à cet effet par GUYON ; contre la *péri-urétrite* et la *cowpérite*, on recommande les applications chaudes et émollientes, les bains de siège prolongés, et, si ces méthodes échouent, l'intervention chirurgicale. Le traitement de la *cystite aiguë* sera exposé plus loin (V. p. 86 et 125).

Dans l'orchite, comme *traitement local*, on prescrira l'immobilisation du testicule à l'aide d'un suspensoir ou d'un bandage en T ; les applications locales de compresses trempées dans l'eau fraîche et même d'une vessie de glace, séparée du scrotum par une compresse de toile. Contre les douleurs, M. le professeur CHAUFFARD a préconisé l'administration, *per os*, de salicylate de soude (4 à 5 grammes par jour) ; les onctions locales, trois fois par jour, avec la pommade suivante : gaïacol, 5 grammes ; vaseline, 30 grammes ; les lavements très chauds, les suppositoires à la belladone ou à la jusquiame, les injections de morphine donneront également de bons résultats. *Il faut avoir soin de suspendre les lavages, instillations, etc.*, pendant toute la durée de la phase aiguë. Enfin, depuis quelque temps, on recourt, dans certains cas, au traitement chirurgical (1) (BAERMANN, ESCAT, BAZET). Ce traitement, qui utilise, soit la ponction, soit l'incision, est indiqué dans les cas suivants : 1° formes graves de l'orchi-épididymite aiguë, soit par l'acuité du symptôme douleur, soit par l'intensité des phénomènes généraux ; 2° grosses indurations des épididymites aiguës à répétition ; 3° noyaux fibreux anciens très douloureux. La *ponction*, petite intervention insignifiante et sans danger, peut rendre des services dans les cas récents avec phénomènes inflammatoires intenses. Elle pourra toujours être tentée dans les cas très douloureux. Pour les gros nodules d'épididymite à répétition, elle pourra être proposée aux malades qui refusent l'incision (JULIUSBERG).

L'incision sera réservée soit aux cas aigus graves avec phénomènes phlegmoneux ou toxiques intenses, soit aux épididymites à répétition sans réinfection urétrale, ou aux anciens noyaux épididymaires restés très douloureux.

---

(1) V. l'article de M. LANCE dans la *Gazette des Hôpitaux* (n° 47, 1911).

Le *traitement général* de l'orchite comprend les mesures suivantes : repos absolu au lit, laxatifs, régime lacto-végétarien, bains tièdes quotidiens, balsamiques donnés à petites doses.

Au bout d'une quinzaine de jours environ, le malade pourra se lever et faire quelques mouvements. On lui recommandera alors l'emploi du suspensoir Horand. *Pour favoriser la résorption de l'orchite*, les pommades iodées ou iodo-iodurées, les bains de siège, les massages répétés de l'épididyme et du cordon sont justement conseillés par les classiques.

2° *Complications locales de la blennorrhagie chez la femme.*— Ce sont surtout la *métrite* et la *salpingite aiguë*. Elles seront traitées de la façon habituelle, c'est-à-dire par le repos prolongé au lit, les *injections* très chaudes, les reconstituants. Voici, d'après M. Albert ROBIN, comment doit être conduit ce traitement :

En ce qui concerne les injections chaudes, deux fois par jour, le matin au réveil et le soir en se couchant, on pratiquera une irrigation vaginale avec deux litres d'eau bouillie, dont la température aura été portée à 45° pour commencer, puis, peu à peu, à 50°. Pour protéger la vulve contre ces températures élevées, on l'enduira de vaseline. Le bock injecteur, armé d'un tube de caoutchouc et d'une canule de verre en pomme d'arrosoir, ne sera pas à plus de 50 centimètres au-dessus du plan du vagin. L'opération devra être conduite lentement, en quatre à six minutes. Pour rendre l'eau antiseptique, il suffit de l'additionner de tanin (une cuillerée à café par litre d'eau). Pendant l'injection, la femme sera dans la position couchée, le bassin élevé sur deux oreillers, de façon que la partie supérieure du bassin soit déclive. Elle devra conserver cette position dans l'immobilité complète pendant une dizaine de minutes. Après l'injection vaginale, on donnera, surtout en cas de lésions péri-utérines, un grand lavement *rectal* avec trois quarts de litre d'eau bouillie, réchauffée à 36°, et que la malade gardera pendant une demi-heure. On ordonnera enfin, tous les deux jours, un grand bain à 36° additionné de 250 grammes de cristaux de soude et d'un sac de son.

Après deux semaines, et tout en continuant le même traitement, il conviendra d'appliquer sur le col utérin un tampon d'ouate hydrophile imbibé du mélange suivant :

Tannin. . . . . } P. É.
Glycérine .. . . }
   M. S. A.

et de ne le retirer que cinq ou six heures après. Un autre tampon est introduit le soir, puis gardé jusqu'au matin.

Les topiques abdominaux chauds ou froids sont utiles surtout en cas de douleurs ; on y associera les *bains de siège*, à 37° au début, puis réchauffés progressivement à 45°, d'une durée de cinq minutes, deux par jour. Lorsqu'il existe un écoulement muco-purulent considérable, on prescrira les boissons astringentes et aromatiques (infusion de fleurs ou de feuilles de *scabiosa succisa*, 7 gr. 50 de feuilles et 3 à 4 grammes de fleurs pour une infusion de 500 grammes à prendre dans les 24 heures).

Plus tard, quand les malades n'ont plus de douleurs, et que la leucorrhée est à peu près tarie, reste à traiter la métrite elle-même.

1° *Traitement local.* — Il consiste en massages utérins pratiqués par une main habile : on fera sur le ventre de larges onctions matin et soir avec la pommade suivante :

Ergotine Boujean	3 gr.
Extrait de noix vomique.........................	1 gr.
Iodure de potassium.............................	1 gr.
Vaseline	30 gr.

F. S. A. pommade.

Puis on recouvrira d'une feuille d'ouate fixée par un bandage de corps.

2° *Traitement hydrominéral.* — Il ne doit pas être trop précoce. En cas de métrite catarrhale parenchymateuse, non hémorragique, sans douleurs, ni réactions générales, les cures sulfureuses sont indiquées (Saint-Sauveur, Saint-Honoré, Cauterets, Luchon). Si le sujet est lymphatique ou scrofuleux, on préférera les eaux chlorurées sodiques fortes (Biarritz, Salies-de-Béarn, Salins-du-Jura). Dans le cas où la métrite est sujette à des poussées subinflammatoires, à des réactions douloureuses, on enverra la malade aux eaux sédatives de Néris, de Plombières ou de Luxeuil.

3° *Les traitements chirurgicaux* ne sont indiqués qu'en cas d'échec des traitements médicaux précédents ou lorsqu'il survient tel ou tel accident menaçant à bref délai l'existence. *L'électricité* est *contre-indiquée.*

Ces métrites et salpingites sont-elles passées à l'*état chronique,* on fera suivre aux malades le même traitement médical.

A la **métrite hémorragique** conviendront les scarifications du col, ou le curettage suivi d'un tamponnement intra-utérin soigné.

L'*électricité* galvano-caustique intra-utérine, le plus souvent positive, ne peut, le plus souvent, être appliquée que par un spécialiste. La sonde employée est une sonde d'argent ou de cuivre. Il se produit ainsi de l'oxychlorure d'argent ou de cuivre, qui combine des « ions » que le courant transporte dans l'épaisseur de la muqueuse. L'avantage de cette manière de procéder réside dans ce fait que le médicament transporté par le courant pénètre dans tous les replis et dans les glandes. Cette méthode exerce une influence favorable sur l'écoulement.

Bartholinite. — La bartholinite aiguë sera traitée par le repos au lit, les bains de siège, les compresses chaudes. Lorsque la suppuration est établie, on incisera au point le plus fluctuant, et on pansera à l'iodoforme. La bartholinite chronique nécessite presque toujours l'ablation totale du canal et de la glande.

Vulvo-vaginite. — A la période aiguë, on recommandera les bains locaux et généraux, les lavages savonneux, les tampons pour isoler les grandes lèvres, l'eau blanche, les solutions antiseptiques faibles, les poudres absorbantes. Les lavages utiliseront le permanganate ou le sublimé au 1/5.000, ou l'alun au 1/100 ; la nuit, la malade emploiera les ovules médicamenteux à l'ichthyol ; mais seul le spéculum permet de faire des lavages complets, de badigeonner la muqueuse avec une solution de nitrate d'argent au 1/100, de tamponner le vagin avec du coton imbibé de glycérine iodoformée, résorcinée ou ichthyolée. Dans la vaginite chronique, il faudra de plus combattre la métrite et les diverses complications de la blennorrhagie.

Urétrite. — Dans l'urétrite aiguë, on conseillera le régime, le lait, le repos, le salicylate de soude, l'urotropine. Le plus tôt possible, on emploiera les injections de protargol à 1/100, de permanganate à 1/1.000, de sublimé à 1/4.000. Les balsamiques ne seront donnés qu'après la période aiguë. Dans les cas chroniques, on recourra aux pansements antiseptiques, aux cautérisations, quelquefois même à la dilatation de l'urètre.

Cystite. — On prescrira le lait, les balsamiques, l'urotropine et on pratiquera des injections de nitrate d'argent à 1/50 et de protargol à 1/20.

Vulvo-vaginite infantile. — Au début de la période aiguë, EPSTEIN conseille le repos au lit, les compresses antiphlogistiques, les tampons d'ouate imbibés d'eau blanche, les irrigations avec une solution boriquée, les bains de siège froids et astringents. Après, on se contentera d'irrigations de la vulve avec l'irrigateur et la sonde de NÉLATON, ou d'injections avec une seringue pourvue d'un embout flexible. Il est très important pour le succès de ces petites opérations de mettre l'enfant dans une position convenable afin que le liquide puisse pénétrer facilement et irriguer toutes les parties de la muqueuse. Comme antiseptiques, on emploiera le nitrate d'argent et le protargol à 1 pour 100, l'ichtyol à 1 pour 1.000 ; l'eau oxygénée au tiers, le sublimé à 1 pour 10.000 et surtout le permanganate de potasse à 0,50 pour 1.000 : au début, les irrigations sont faites une fois par jour ; plus tard, on les espace davantage. Comme remèdes généraux, dans les cas chroniques compliqués d'anémie, on conseillera les bains de mer, les bains de boue, les eaux ferrugineuses. On combattra la constipation. On interdira les exercices physiques violents, les travaux fatigants, les longues promenades, les courses à bicyclette, la danse, le tennis, etc. Ces différentes prescriptions seront complétées par les précautions prophylactiques habituelles.

B) *Complications générales.* — La seule dont nous nous occuperons est le **rhumatisme blennorrhagique.**

Le traitement du rhumatisme blennorrhagique peut être prophylactique ou curatif.

Prophylactique, il consiste à opposer à l'urétrite une thérapeutique aussi précoce et aussi énergique que possible.

Curatif, il s'adresse, selon les cas, aux médications chimiques ou physiques, ou même à la chirurgie. Des premières, nous ne retiendrons ici que le salicylate de soude. Quant aux médications physiques, elles sont assez variées : hydrothérapie, applications calmantes, stase veineuse, électrisation, massages, révulsion.

L'hydrothérapie peut être utilisée de diverses manières. Sur les jointures malades, on peut, pendant toute la période aiguë, mettre des compresses chaudes, imbibées ou non de liqueur de Van Swieten, recouvertes de taffetas-chiffon, ou appliquer une poche de glace. Dans les formes chroniques, on conseillera aux malades une cure à une station sulfureuse, telle qu'Aix-les-Bains, ou encore chlorurée sodique, telle que Bourbonne, Wiesbaden, Saint-Gervais, Evaux, Baden, Bourbon-Lancy, Luxeuil, Salins-Moutiers. Les stations où on utilise les boues : Dax (Landes), Barbotan (Gers), pourront aussi être avantageusement prescrites.

Les *applications locales* peuvent être calmantes : à base de jusquiame ou de belladone, par exemple. Si l'arthrite est très douloureuse, on recourra à l'immobilisation dans une gouttière et aux applications avec la pommade de Bourget :

Acide salicylique..	}	ââ 10 gr.
Essence de térébenthine.............................		
Lanoline..	}	ââ 90 gr.
Axonge...		

Recouvrir de taffetas gommé.

On suspendra l'immobilisation dès que l'acuité des douleurs aura cédé ; une trop longue immobilisation expose à l'ankylose. Comme autre moyen local, la ligature à la racine des membres, dite méthode de BIER, a fourni de bons résultats. Sur 25 cas, HIRSCH a obtenu dix guérisons rapides. La ligature posée à la racine du membre, à l'aide d'une bande en caoutchouc est laissée en place quelques minutes, jusqu'à production d'œdème bleuâtre des téguments. On recommence deux, trois fois par jour, 10, 15, 20 minutes de temps. Cette méthode, encore à l'étude, est souvent mal supportée.

D'autres *moyens locaux* peuvent être utilisés : *telles* les injections sous-cutanées d'une solution colloïdale de palladium (à 1/10 de mill. par cent. cube). L'application externe de toiles soumises aux émanations de radium paraît efficace. Les injections locales de fibrolysine sont à recommander dans les formes ankylosantes.

L'*électrisation* a surtout été préconisée par le Dᵣ DELHERM :

On emploiera une pile au bisulfate de manganèse ou de mercure, avec de larges électrodes qu'on appliquera aux deux pôles opposés de l'articulation. Le courant doit être assez fort pour passer à travers la jointure et son intensité varie de 20 à 50 milliampères. Durée de la séance : un quart d'heure. Les effets de ce traitement sont excellents. Au bout de trois heures après la première séance, l'amélioration est visible, elle s'accentue les jours suivants. La guérison, pour être définitive, exige cinq à six séances et il ne reste ensuite ni douleur, ni raideur, ni atrophie. Le fait le plus remarquable consiste dans la rapidité de la guérison par cette méthode.

Les *massages* sont d'autant plus indiqués que le grand danger des arthropathies blennorrhagiques, c'est, comme nul n'en ignore, la fréquence d'atrophies musculaires précoces et à évolution rapide. Articulaires, ils sont destinés à rendre la vitalité aux tissus ; musculaires, ils combattront l'atrophie des muscles.

Comme *révulsifs*, on choisira entre les applications de teinture d'iode, les pointes de feu fines et superficielles. Les bains de savon térébenthinés (100 grammes de savon noir et 100 grammes d'essence de térébenthine) (BALZER), les bains de sable locaux (60° à 80°), les bains d'air surchauffé, les bains de vapeurs térébenthinés, l'application locale des boues minérales (Saint-Amand), le cataplasme de Trousseau favorisent la résorption des vieux exsudats blennorrhagiques.

Les *vaccins de Wright* sont à l'étude. Les premiers résultats obtenus semblent favorables. Les injections de *sérum antiméningococcique*, fondées sur les analogies qui existent entre le méningocoque et le gonocoque, conviendraient, d'après M. VIGOT, aux cas rebelles ; il faudrait seulement avoir soin d'injecter au début de fortes doses rapprochées et de cesser le traitement après la quatrième injection.

Quant au *traitement chirurgical*, il peut faire appel, suivant les cas, à l'arthrotomie, à la ponction simple, à la ponction suivie d'une injection modificatrice (sublimé : 1/4.000, solution de chlorure d'or et de sodium 2/10.000, GAILLARD). On aspire le liquide injecté et on en injecte à nouveau, on le retire et on recommence jusqu'à ce que le liquide ressorte clair.

Ces différentes médications varient naturellement selon la forme à laquelle on a affaire. On peut, à ce sujet, distinguer, avec les classiques, cinq formes principales.

Dans la *forme arthralgique*, immobilisation prudente et attentive de la jointure, révulsifs locaux, sédatifs généraux si les douleurs sont assez vives pour priver le malade de sommeil.

Contre la *forme hydarthrose*, « il est une médication le plus souvent héroïque ; c'est le vésicatoire suivi de la *compression*. Le malade sera mis au repos ; la jointure affectée sera recouverte d'un large vésicatoire que l'on fera sécher aussitôt, puis d'un second et d'un troisième au besoin. Dès que l'état des parties le permettra, une compression méthodique sera pratiquée sur l'articulation. Des badigeonnages quotidiens à la teinture d'iode pourront être utiles à cette époque pour activer la résolution » (FOURNIER).

Dans la *forme rhumatismale*, le même auteur conseille, au début, des sédatifs locaux, narcotiques, émollients, chloroforme. Si la douleur est vive, émissions sanguines locales (15 à 20 sangsues sur l'articulation), suivies d'application continue de cataplasmes laudanisés ; répéter au besoin les émissions sanguines et, surtout, assurer l'*immobilité absolue* de la jointure en plaçant le membre dans une gouttière. Plus tard, lorsque les symptômes inflammatoires ont disparu, les vésicatoires volants, badigeonnages à la teinture d'iode, compression. Certains médecins prescrivent aussi des médicaments internes : teinture de colchique, iodure de potassium, mais, de l'avis général, ces remèdes sont très infidèles et souvent impuissants. A une période plus avancée de la maladie, si l'arthrite semble évoluer vers la chronicité, on immobilisera la jointure et l'on s'efforcera de remonter l'état général en prescrivant, suivant les cas, les amers, les ferrugineux, les toniques, l'huile de foie de morue, etc

Le rhumatisme laisse-t-il à sa suite des douleurs et des raideurs articulaires, on peut, dit M. FOURNIER, obtenir de bons effets des douches sulfureuses, des bains térébenthinés, des fumigations aromatiques, des massages, et, surtout, des eaux minérales, parmi lesquelles il convient de citer en première ligne Aix-les-Bains (Savoie).

La forme d'*arthrite aiguë* décrite par DUPLAY et BRUN est justifiable des mêmes indications, à savoir : « l'immobilisation du membre dans la position du repos à l'aide d'un solide appareil, et l'application des antiphlogistiques, révulsifs locaux, vésicatoires, cautérisations ponctuées » (*Traité Duplay-Reclus*).

Dès que les accidents inflammatoires auront disparu, il faudra se hâter d'enlever l'appareil et de mobiliser prudemment, progressivement, les jointures malades qui tendent si volontiers à s'ankyloser.

Enfin la *forme suppurée* est justiciable du traitement habituel des pyarthroses : arthrotomie, lavage antiseptique de la synoviale, drainage (1).

---

(1) En partie d'après le Professeur ALBERT ROBIN.

B. — URÉTRITES CHRONIQUES.

Leur traitement a parfaitement été exposé par M. le Dr BALZER dans son article du *Traité Gilbert-Thoinot* et par M. le Dr LEGUEU, dans son *Traité chirurgical d'Urologie.*

Traitement local. — Dans les *urétrites chroniques antérieures,* on associera aux *balsamiques,* donnés *per os,* les *injections astringentes* : sulfate de fer, de zinc, tanin, airol (5 grammes pour glycérine et eau : ââ 50 grammes), protargol à 1/50, acide picrique à 1 o/o. Quelquefois, on trouve avantage à substituer aux balsamiques divers *antiseptiques* : salol, salicylate de soude, urotropine. Dans les *formes superficielles,* les *lavages* donnent de bons résultats, que l'on s'adresse aux solutions de permanganate de potasse, de 1/6.000 à 1/3.000, de protargol à 1/1.000, de collargol à 1/1.000 ou à celles de nitrate d'argent au 1/1.000. Les urines restent-elles claires dans l'intervalle, on peut aussi s'adresser au sublimé en solution de 1/30.000 à 1/20.000. Quand il n'y a plus de gonocoques, lavages au sublimé au 1/20.000, ou à l'oxycyanure de mercure à 1/4.000 contre les infections secondaires. L'écoulement paraît-il aseptique, on recourra aux astringents, et, en particulier, au sulfate de zinc (au 1/1.000). Après la disparition complète de tous microbes, on peut employer, pour faire disparaître les filaments, les injections de tanin ou d'alun. Lorsque l'exploration du canal fait reconnaître des inégalités de la paroi, on devra pratiquer la dilatation jusqu'au N° 50 ou 60 du cathéter *Béniqué.*

S'agit-il d'*urétrites localisées, avec lésions profondes,* les urines ayant été examinées microscopiquement et bactériologiquement, et le canal ayant été sondé avec l'explorateur à boules, on recourra aux instillations, à la dilatation, ou a l'urétroscopie.

Les *instillations* conviennent surtout aux cas « où il est indiqué de modifier les surfaces enflammées dans un espace circonscrit » (BALZER).

Elles se font avec la seringue et la sonde à instillation de GUYON (fig. 6 et 7). Le malade ayant uriné et s'étant couché, on introduit la sonde jusqu'au point où l'on veut faire arriver la solution modificatrice. La sonde a été introduite pleine de liquide : il n'y a plus qu'à fixer le curseur et à imprimer au piston autant de tours qu'on veut instiller de gouttes de liquide. On peut d'ailleurs se servir, avec un peu d'habitude, d'une vulgaire seringue de Pravaz. On emploie ordinairement la solution au 1/50 ou au 1/30 de nitrate d'argent, quelquefois d'autres substances : sulfate de zinc, ou de cuivre au 1/40, ichtyol au 1/40, protargol au 1/50. De ces diverses solutions, on instille de VI à XV gouttes. L'instillation de nitrate est douloureuse, mais les douleurs s'atténuent assez rapidement : la marche, à ce point de vue, exerce une action sédative, qu'il est bon de connaître, pour pouvoir la recommander ; on peut, d'ailleurs, anesthésier préalablement le canal par une injection de cocaïne ou d'antipyrine. Sous l'influence du nitrate, il se produit une réaction urétrale assez intense. En général, on fait une série de 8 à 10 instillations, à raison de deux par semaine ; si la guérison n'est pas survenue, on attendra plusieurs semaines avant de recommencer. Quelquefois, il faut en faire un bien plus grand nombre, sans obtenir la guérison. Mieux vaut alors, au lieu de s'obstiner, renoncer à cette méthode, ou la combiner avec une autre, ou encore substituer au nitrate d'argent

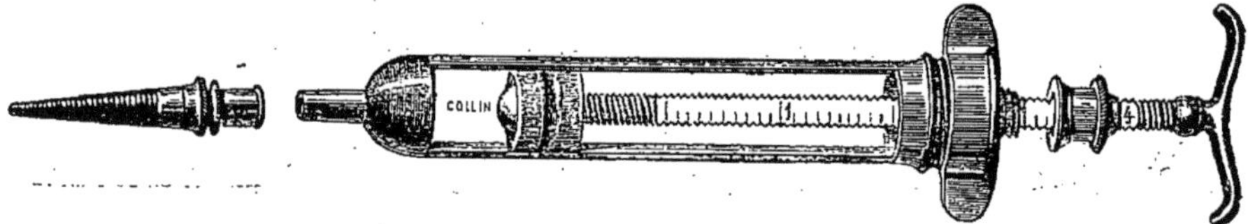

FIG. 6. — Seringue à instillation du Prof. GUYON.

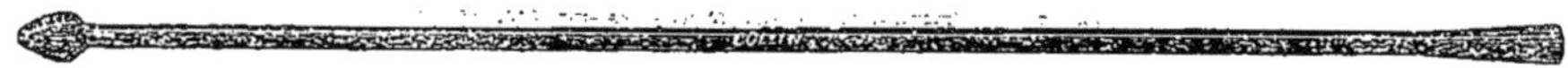

FIG. 7. — Sonde du Prof. GUYON, pour instillation.

le protargol, qui est tout aussi efficace et beaucoup plus facilement supporté. En tout cas, on ne gagne rien à élever les doses. M. LEGUEU a remarqué, au contraire, que les doses faibles étaient beaucoup mieux supportées et parvenaient plus rapidement au but.

Les *instillations faites avec des corps gras* auxquels on incorpore des substances actives ont été chaleureusement recommandées dans ces dernières années : elles nous ont toujours paru moins efficaces que celles faites avec des solutions aqueuses. Quant aux *bougies médicamenteuses*, elles ne sont pas toujours bien supportées. De même les résultats de l'*ionisation* sont nettement inférieurs à ceux des instillations.

Lorsque l'exploration démontre la présence de rétrécissements, d'inégalités ou de rugosités à la surface de la muqueuse, il est indiqué de recourir à la *dilatation complète du canal*. Elle se fait habituellement avec des bougies et des cathéters *Béniqué* jusqu'au Nº 50 ou 60, qu'on laisse séjourner quinze à vingt minutes dans le canal à chaque séance, répétée tous les deux jours. On peut aussi, quand la palpation fait constater la présence de petits kystes urétraux, *masser l'urètre*, c'est-à-dire le comprimer sur le *Béniqué* de façon à vider le contenu des follicules.

Ce massage, assez douloureux au début, devra toujours être suivi d'un grand lavage à l'oxycyanure de mercure à 1/4.000, suivi lui-même d'un *pansement à demeure*, que l'on fera en injectant dans le canal 1 à 2 cc. de la solution suivante : eau oxygénée : 5 cc. ; eau distillée : 95 cc. (MOTZ) : on retient le liquide dans le canal en fermant le méat et en liant le canal au-dessous du gland avec un fil de coton.

L'orifice du méat est-il trop étroit pour laisser passer les *Béniqué*, on s'adressera aux dilatateurs d'OBERLANDER et de KOLLMANN (fig. 8). Ces instruments « permettent de pousser la dilatation à un niveau bien plus élevé que les *Béniqué* ; avec ceux-ci, en effet, il

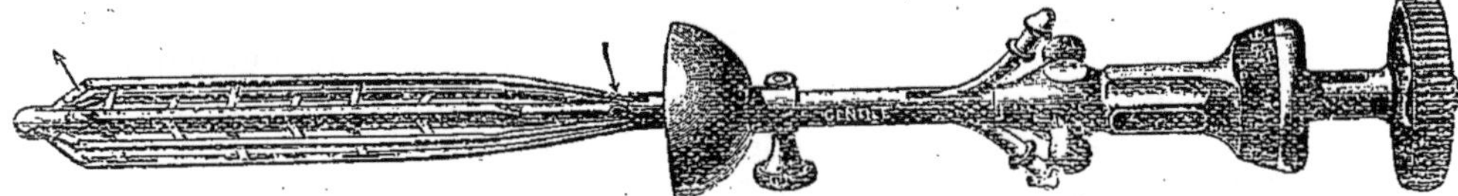

FIG. 8. — Dilatateur de KOLLMANN (*Gentile*).

est difficile de s'élever au-dessus du 60 ; le calibre du méat ne se prêterait pas à une pareille dilatation. Même s'il est sectionné, le passage des numéros supérieurs est douloureux et difficile » (LEGUEU). Ces instruments permettent d'ailleurs plus de masser que de dilater, de comprimer les glandes distendues et d'exprimer à plusieurs reprises les produits qui sont accumulés dans leur intérieur (LEGUEU). Chaque séance, d'une durée de quatre à cinq minutes, sera suivie d'un grand lavage de l'urètre au permanganate ou à l'oxycyanure. Les séances seront espacées tous les dix jours. On aura soin de toujours procéder avec lenteur et de s'arrêter si la douleur devient trop vive ou si le canal saigne.

« Ces diverses méthodes : lavages, instillations, dilatation, massage, doivent souvent être combinées dans leur application. Les séances de traitement sont suivies d'intervalles de repos d'une quinzaine au moins pendant laquelle on peut juger des effets de la médication. On peut dire que la dilatation est l'acte important par excellence du traitement de la blennorrhagie chronique » (BALZER).

Dans les cas rebelles, on recourra à l'*endoscopie*, qui possède le double avantage d'utiliser des solutions très concentrées sur certains points localisés, et de traiter directement les lésions. Elle peut utiliser : 1° les *attouchements caustiques* localisés au nitrate d'argent surtout (à 1/50), au sulfate de cuivre, à la résorcine ; 2° l'*électrolyse* des lacunites et folliculites; on emploie, pour cela, l'électrolyseur de KOLLMANN mis en contact avec le pôle négatif d'une pile à électrolyse: le pôle positif est représenté par une plaque métallique placée sur la cuisse du malade. La lésion étant découverte par le tube, on plonge, dans l'orifice glandulaire, la pointe de l'électrolyseur en utilisant de 4 à 6 milliampères. Quelques secondes suffisent pour la cautérisation; 3° la *galvano-cautérisation intra-urétrale*, pratiquée avec la fine pointe de galvanocautère, convient et aux productions papillomateuses et aux grandes lacunes de Morgagni envahies par la suppuration. Le cautère est introduit jusqu'au contact de la lésion et chauffé à ce moment seulement. La lampe de l'urétroscope, placée sur la paroi opposée à celle de la lésion, éclaire très bien celle-ci; 4° l'*incision chirurgicale* n'est nécessaire que lorsqu'il s'agit de fendre une grande lacune de Morgagni et de la mettre largement en contact avec l'urètre; 5° le *curettage* des infiltations épithéliales, des végétations polypoïdes a été préconisé par LOHNSTEIN, qui emploie, pour cela, un instrument spécial.

Dans les *urétrites chroniques postérieures*, mêmes règles générales de traitement. On pratiquera, tous les trois jours, un massage de la prostate et de l'urètre postérieur, suivi d'une instillation d'une solution au 1/100 de nitrate d'argent et de l'application d'un suppositoire à l'ichthyol.

Dans les *urétrites totales*, grands lavages, pansement à demeure massages de la prostate suivis de l'application de suppositoires à l'ichthyol.

M. le Dr GRANDJEAN envisage un peu différemment les indications thérapeutiques dans l'urétrite chronique. Pour lui, les principales causes qui entretiennent l'urétrite chronique peuvent se ranger en trois grands groupes, selon qu'il s'agira de :

a) Lésions de l'épithélium ;

b) Lésions du tissu cellulaire ;

c) Lésions des glandes.

Ces divisions conviennent également bien, si on se place au point de vue thérapeutique :

Pour les lésions du premier groupe, on s'adressera aux caustiques légers, modificateurs de la muqueuse, en instillations ou, mieux, en attouchements directs et bien ocalisés aux points malades à l'aide du tube urétroscopique.

Les lésions du *tissu cellulaire*, infiltration progressive molle, infiltration régressive dure, seront justiciables des hautes dilatations ; avec ou sans massage, à l'aide du Béniqué ou du dilatateur à quatre branches de KOLLMANN.

La thérapeutique des *lésions glandulaires* est plus complexe. Dans les prostatites, le massage digital *per rectum* est indiqué : il sera toujours léger, prudent, précédé d'un léger lavage antiseptique de l'urètre et suivi d'un second lavage ou d'une instillation ; les lavements chauds, les suppositoires aideront à la disparition de la congestion inflammatoire. Les cowpérites se traiteront de même. Les suppurations des glandes de l'urètre proprement dites : lacunites, folliculites, seront traitées par les très hautes dilatations, au moyen du dilatateur droit à quatre branches, combinées selon les cas aux lavages et aux instillations. Lorsqu'un très petit nombre de glandes seulement est atteint, le traitement urétroscopique peut être indiqué : électrolyse, cautérisations galvaniques, instillations dans la glande de quelques gouttes d'une solution de nitrate d'argent concentrée (1 à 10 o /o). Mais le traitement urétroscopique des affections glandulaires s'adressera surtout aux lésions par rétention, aux dilatations kystiques que l'urétroscope est justement impuissant à déceler et que seule peut guérir facilement la galvano-cautérisation.

Enfin, pour M. LEGUEU, il y a lieu d'envisager trois cas: 1º *urétrite chronique à gonocoques* : le plus souvent le traitement a été défectueux. Il suffit alors de faire une série de grands lavages au permanganate pour obtenir rapidement la guérison. Lorsque l'urétrite est compliquée, il faut : sectionner les rétrécissements, s'ils sont étroits, les dilater s'ils sont larges ; ouvrir largement les abcès juxta-urétraux et les trajets fistuleux ; laver les diverticules et trajets para-urétraux avec des canules appropriées, comme celle de JANET. Les lavages sont-ils insuffisants, on recourra à la cautérisation chimique ou même galvanique, et enfin à l'incision. Ce dernier procédé semble le meilleur grâce à l'instrument de JANET. Pour les folliculites, on essaiera la désinfection combinée au massage de la glande sur de gros instruments métalliques introduits dans l'urètre.

L'urétroscopie rend des services dans les cas où les folliculites ne sont pas trop nombreuses ; contre la prostatite chronique on combinera le massage de la prostate avec le lavage et les instillations.

2º *Urétrites chroniques par infection secondaire*. Ces infections restent-elles localisées à l'urètre, il suffira généralement de deux ou trois lavages au sublimé au 1/20.000 pour amener la guérison. Sont-elles étendues à la vessie, on utilisera les grands lavages de la vessie avec une solution de nitrate d'argent au 1/1.000. Le traitement devra être poursuivi longtemps.

3° *L'urétrite chronique amicrobienne.* Suivant son intensité, suivant la prédominance de telle ou telle lésion, le traitement sera quelque peu différent.

Enfin, avec M. LEGUEU, nous considérerons encore : 1° *l'urétrite aseptique sans grandes infiltrations,* auxquelles conviennent les instillations, les injections, les lavages, le massage ; 2° *l'urétrite aseptique avec infiltrations,* qui relève de la dilatation, et 3° *l'urétrite aseptique avec lésions localisées,* pour laquelle l'endoscopie constitue la dernière ressource. Il est entendu que dans tous les cas et quel que soit le traitement, les malades devront être soumis à un régime approprié. On n'oubliera pas, non plus, de les exhorter à la patience. « Certains traitements, dit avec beaucoup de raison M. BALZER, durent fort longtemps ; il faut donc se garder de promettre un prompt succès et faire tout ce qu'il est possible pour soutenir le moral et la bonne volonté des malades. Le traitement interne par les balsamiques et le régime sera toujours l'adjuvant du traitement externe et sera même continué quelque temps après la guérison apparente ».

Traitement général. — Il ne doit jamais être négligé. N'oubliez pas de prescrire le quinquina, l'arsenic et le fer aux anémiques, le sirop iodotannique, l'huile de foie de morue et la créosote aux lymphatiques, les sels de chaux à ceux qui se déminéralisent, la kola, la strychnine, les glycérophosphates à la légion des neurasthéniques urinaires. L'hydrothérapie froide, les bains salés et sulfureux, les frictions excitantes sur le corps, une alimentation sobre, mais substantielle, le séjour à la campagne, au bord de la mer ou dans certaines stations thermales (La Bourboule, Luchon, Plombières), sont autant d'armes qu'un médecin avisé saura manier et alterner pour le plus grand bénéfice de son malade. Les rapports sexuels réguliers, pouvant avoir une heureuse influence sur la disparition définitive de la goutte matinale (RICORD), seront pratiqués avec un condom.

Il faut que l'on ait la certitude qu'il n'y a plus de gonocoque dans le canal pour autoriser un prochain mariage (JULLIEN). Dans les cas les plus chroniques, la recherche du gonocoque, pratiquée à plusieurs reprises après avoir fait boire de la bière aux malades ou après lui avoir fait un lavage urétral au nitrate d'argent, devra être négative. En cas de doute, on n'hésitera pas à recourir aux cultures. Dès le début du mariage, la femme devra s'astreindre aux injections vaginales antiseptiques régulièrement répétées.

CHAPITRE II

Le traitement des cystites peut être *prophylactique, causal* ou *symptomatique* (POUSSON).

Traitement préventif.

La cystite survenant d'habitude au cours d'affections urinaires, on s'efforcera de la prévenir en recommandant au malade une *hygiène* sévère. « On le mettra en garde contre le froid, les fatigues, les excitations générales ou locales capables de congestionner les organes du petit bassin, on prescrira un régime alimentaire tonique et réparateur... On y joindra des préparations toniques comme le quinquina, le fer, l'arsenic. L'état des fonctions digestives sera surveillé avec soin et la constipation prévenue. L'antisepsie intestinale présente une grande importance... Portant constamment son attention sur le fonctionnement de la vessie, le médecin devra veiller à ce qu'elle se vide régulièrement, et complètement, et, au besoin, suppléer à son évacuation spontanée par des sondages méthodiques et rigoureusement aseptiques. » (POUSSON, *Maladies des voies urinaires*). Rappelons aussi qu'au cours de l'urétrite aiguë blenorrhagique, il faut proscrire les sondages, les grands lavages faits par le malade.

Traitement causal.

Dans toutes les variétés de cystites, la cause doit avant tout être recherchée, trouvée et combattue. « Il suffit souvent de supprimer le calcul ou de sectionner le rétrécissement pour améliorer considérablement l'inflammation de la vessie » (LEGUEU). « Longtemps regardée comme une contre-indication opératoire, dit justement M. POUSSON, l'inflammation de la vessie, pourvu qu'elle ne soit pas à un degré d'acuité extrême, doit, au contraire, forcer le chirurgien à intervenir. »

Traitement symptomatique.

Le traitement des cystites, dit M. le Dr Legueu dans son *Traité chirurgical d'Urologie* (Paris 1911, p. 441-449), peut être *médical, local* ou *chirurgical.*

Traitement médical. — *L'hygiène,* le grand air, l'exercice modéré, les frictions sèches sont à recommander. On conseillera aux malades d'éviter les excitations génitales violentes et répétées. Lorsque l'état général finit par s'altérer, on recourra à la strychnine, aux glycérophosphates, à l'arsenic, à la kola Astier, etc.

Comme *régime alimentaire,* des mets fortifiants et sains: on proscrira impitoyablement les truffes, le poisson, le gibier, les viandes noires, les asperges, l'oseille, etc. Les boissons seront représentées par des infusions chaudes ou des eaux minérales légères : Vittel, Contrexéville, Évian ; le vin et les alcools ne seront permis qu'à toutes petites doses; le café sera rigoureusement défendu. Le régime lacté ou lacto-végétarien convient aux phases aiguës. Il est classique, pour faire uriner les malades, de prescrire l'une des tisanes suivantes : buchu, busserole, bourgeons de sapin, salicaire, queues de cerises, pariétaire, pareira brava, stigmate de maïs, associées ou non à la térébenthine; la graine de lin, l'orge, la mauve des marais, la mousse d'Islande, l'orme poli joueront le rôle d'émol—lients, le matico, l'epigea repens, la chimophile, celui d'astringents.

Parmi les *stations hydrominérales,* on aura le choix entre Contrexéville, Martigny, Vittel, Évian, Capvern, de la Preste ; les bains de vapeurs térébenthinés de Martouret passent pour très efficaces. D'ailleurs, les grands bains tièdes prolongés jouissent de propriétés calmantes incontestables.

Le *traitement interne* comprend :

1º *Les médications destinées à calmer la douleur* : cataplasmes laudanisés, lavements chauds avec 2 à 4 grammes d'antipyrine, ou XL à LX de laudanum, ou encore avec du chloral. M. Pousson s'est fréquemment trouvé bien de la formule suivante, pour un lavement:

Chloral	4 gr.
Laudanum de Sydenham..................	X à XX gouttes
Chlorhydrate de cocaïne	o gr. 10
Eau de pavots............................	300 gr.
Jaune d'œuf	Nº 1.

A prendre par tiers dans les 24 heures.

On peut aussi utiliser des suppositoires contenant 5 centigrammes d'extrait thébaïque, 1 centigramme de belladone ou 1 centigramme de jusquiame, les bains de siège ; les médicaments analgésiants donnés *per os* ou en injections sous-cutanées : opium, administré à larges doses, sans crainte des effets de l'accumulation médicamenteuse, quel que soit l'état des reins (GUYON), morphine, chloral ; exceptionnellement, sangsues à l'hypogastre ou au périnée.

2° Les *balsamiques* qui « ont toujours joui, et encore maintenant, d'une certaine réputation : le Santal, en capsules de 0,40 centigrammes, a l'inconvénient, à la dose de 6 à 8 grammes, d'être souvent mal toléré par les reins. L'ARHÉOL est mieux supporté ; il se donne en capsules de 0,20 centigrammes (6 à 10 par jour) » (LEGUEU). Le Professeur GUYON a préconisé la térébenthine en pilules de 0,10 centigrammes, 0,40 à 0,60 par jour ; d'autres auteurs, la terpine. Ces diverses substances ne doivent être données qu'avec les plus grandes précautions dans les cystites aiguës et dans les poussées aiguës des cystites chroniques.

3° *Les antiseptiques internes* : benzoate de soude ou de lithine, pipérazine, salol, salicylate de soude, acide salicylique ou camphorique, borique, naphtaline, créoline, etc.

L'*urotropine* jouit de la propriété de se décomposer en aldéhyde formique soit dans le sang, soit dans les urines, d'où son action antiseptique et antifermentescible dans les cystites (GUIARD). Elle convient surtout aux cas où les urines sont très altérées, par conséquent aux cystites chroniques. On la donne à la dose de 2 grammes *pro die*. M. LEGUEU, que nous suivons ici pas à pas, recommande de faire dissoudre à l'avance la dose dans une assez grande quantité d'eau ordinaire ou gazeuse, et de prendre cette dose en trois fois dans les 24 heures. On peut aussi la donner en cachet. Sa prescription peut être continuée longtemps sans trop d'inconvénients.

Traitement local. — Pour pratiquer la désinfection de la vessie, opération toujours nécessaire, on recourra, soit aux lavages, soit aux instillations.

Les *lavages vésicaux* sont faits avec la seringue, plutôt qu'avec le bock, et avec une sonde. Comme seringue on donnera la préférence à la *seringue à anneaux*, assez douce pour ne pas mettre brusquement en tension le muscle vésical (fig. 9 et 10) ; comme sonde, on prendra, ou la sonde de Nélaton, ou une sonde à béquilles (fig. 11 et 12) ; l'important est qu'elle ait deux yeux et un calibre assez fort (Nos 18 à 20).

Le malade étant couché, la seringue, remplie d'une des solutions tièdes que nous allons indiquer, est saisie de la main droite et adaptée à l'extrémité de la sonde. Le piston est poussé *lentement, doucement*, de façon à n'introduire à la fois que 20 à

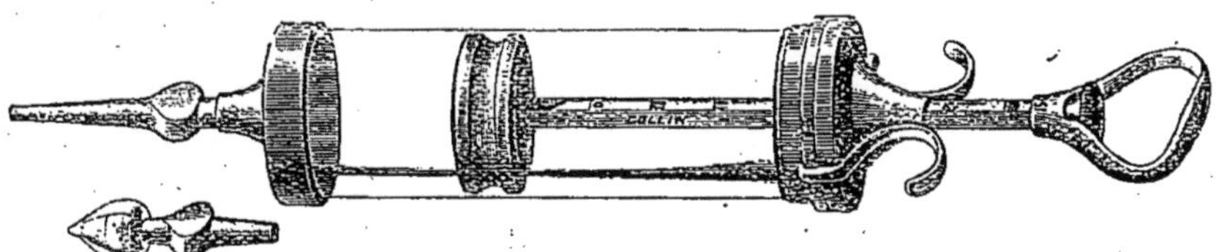

FIG. 9. — Seringue vésicale stérilisable du Prof. ALBARRAN, de 150 cent. c. (*mod. Collin*).

40 grammes de liquide, qu'on laisse ressortir avant d'en introduire d'autre. La sensibilité de la vessie devant être le régulateur de nos manœuvres (GUYON), on interrompra dès que le malade commencera à se plaindre. On fera ainsi passer, en huit ou dix fois, le contenu de deux à trois seringues dans la vessie. Avec le nitrate, il arrive fréquemment qu'on ne puisse injecter qu'une seringue. L'urètre postérieur est-il infecté, on retirera un peu la sonde de façon à ce que ses yeux soient dans la cavité prostatique, puis on poussera le liquide avec la seringue, à petits coups, de façon à gargariser l'urètre postérieur (GUYON). Pour faire sortir le liquide, il suffira d'enfoncer à nouveau la sonde dans la vessie.

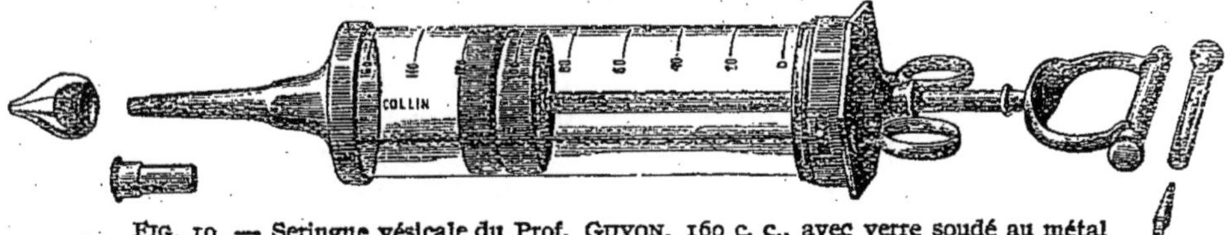

FIG. 10. — Seringue vésicale du Prof. GUYON, 160 c. c., avec verre soudé au métal (*mod Collin*).

Les solutions à injecter sont très variables : acide borique à 4 o/o, nitrate d'argent au 1/1.000 (l'injection sera alors précédée et suivie d'une injection boriquée), protargol au 1/250, oxycyanure de mercure au 1/1.000, eau oxygénée, formol, permanganate, collargol à 1 ou 2 o/o. Comme antispasmodiques, on aura recours à la cocaïne maniée avec prudence (10 centigrammes

au plus), à l'antipyrine (dose maxima : 5 grammes, d'après No-
GUÈS), au gaïacol iodoformé (COLLIN) :

```
Gaïacol ............................................  2 gr.
Iodoforme pulvérisé ...............................  1 gr.
Huile d'olive stérilisée ..........................  100 gr.
```

Si l'on dépasse cette dose de gaïacol, on risque de provoquer des
troubles gastro-intestinaux ou même des phénomènes de collapsus.

Les lavages ne doivent pas être trop répétés. Deux par jour constituent un maximum. Ils devront être considérés comme contre-
indiqués dans tous les cas où la vessie est par trop sensible et où
ils provoquent des douleurs extrêmes. Il faut alors leur substituer les instillations. Dans quelques cas, cependant, on arrive à

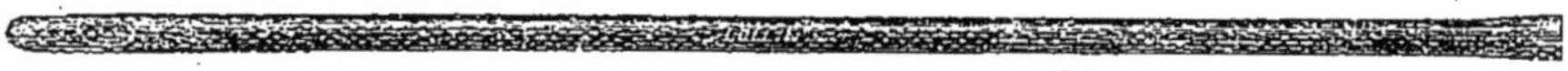

FIG. 11. — Sonde de Nélaton, en caoutchouc.

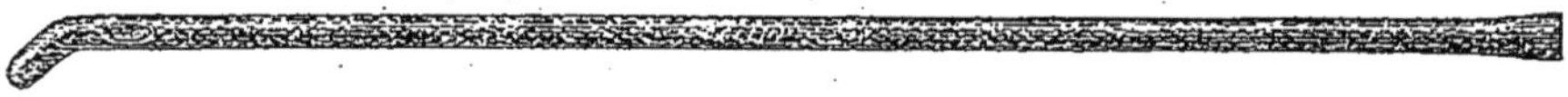

FIG. 12. — Sonde béquille.

atténuer ces douleurs en injectant dans la vessie, un quart d'heure
avant le lavage, une solution à 4 o/o d'antipyrine, ou, mieux
(LEGUEU), une solution titrée d'eucaïne.

L'*instillation* constitue le traitement de choix de toutes ces
cystites graves, de toutes celles qui s'accompagnent d'une
réelle sensibilité vésicale (GUYON). Elle utilise :

Le *nitrate d'argent* en solution de 1/50 à 1/20 qui n'est contre-
indiqué que dans les cystites tuberculeuses. La dose est élevée
progressivement au fur et à mesure de l'amélioration. La desquamation vésicale est fatale : elle représente d'ailleurs un mode de
guérison. On aura soin, après chaque instillation, de faire coucher
le malade : sur le dos, puis sur le ventre ; puis sur chacun
des côtés ;

Le *sublimé*, en solution aqueuse à 1/1.000 convient aux cystites tuberculeuses ;

Le *gaïacol iodoformé*, anesthésique et antiseptique, qui s'emploie
dans l'huile stérilisée à la dose de 5 à 15 o/o ;

Le *protargol*, en solution au 1/50.

L'*irrigation continue*, recommandée par BAZY, ESCAT, ne doit être effectuée que si l'on est bien sûr que le liquide de retour s'écoule facilement et que la vessie n'est pas mise en tension. Elle donnera donc les meilleurs résultats dans les cas où la vessie est ouverte par la taille.

Dans les cystites invétérées, le *traitement direct* peut être réalisé par le cystoscope à lumière externe. Cet instrument permet de cautériser les ulcérations sous le contrôle de l'œil, soit avec du nitrate d'argent à 10 0/0, soit avec de la teinture d'iode (GRUNFELD)

Traitement chirurgical. — La *dilatation du col* est tombée dans le discrédit. D'après M. LEGUEU, le même sort menace la *taille périnéale*, vulgarisée par THOMPSON, car si cette opération permet de drainer, « elle ne permet pas de voir, de traiter directement les lésions, et, de plus en plus, elle cédera ses indications à la taille hypogastrique qui, avec un drainage moins favorable, il est vrai, donne un jour et un accès beaucoup plus larges ».

La *taille vaginale* comprend non seulement l'ouverture vaginale de la vessie, mais surtout la cystotomie, la fistulisation prolongée. Elle donne des résultats très supérieurs à ceux de la taille hypogastrique. Malheureusement, elle laisse persister une fistule dans 50 0/0 des cas.

La *taille hypogastrique* permet d'agir directement sur les lésions de la cystite, mais, au point de vue du drainage seul, elle est supérieure à la précédente.

Le *curettage vésical* ne peut guère être fait que chez la femme. Il nécessite une anesthésie complète, parce qu'il est très douloureux. Presque toujours, il reste incomplet. L'important est d'ailleurs de curetter toute la périphérie du col vésical et aussi l'urètre, qui participe toujours à l'inflammation. Pour M. LEGUEU, il ne réussit que s'il est suivi d'un drainage prolongé de la vessie et si, en outre, il est suivi d'un traitement méthodique de la cystite.

La *résection de la branche périnéale du nerf honteux interne,* recommandée par ROCHET et ALBERTIN, ne met pas la vessie au repos, mais, en permettant le cathétérisme, elle favorise le traitement topique.

Voyons maintenant les *indications* de ces différentes thérapeutiques. D'une façon générale, elles varient suivant qu'il s'agit de cystites aiguës ou chroniques.

Pour les *cystites aiguës*, rien ne vaut le traitement local représenté par les instillations de nitrate d'argent au 1/50, ou de protargol à 5 o/o. En cas de blennorrhagie aiguë, on peut y joindre les grands lavages urétraux au permanganate ou à l'oxycyanure. Ce traitement local doit être continué quelque temps après la guérison et repris à la moindre alerte.

Dans les *cystites chroniques*, le traitement local tient encore la première place. Les lavages ne seront préférés aux instillations que lorsque la vessie est devenue moins sensible. Au traitement local, on ajoutera les médications internes, précédemment indiquées. Il est exceptionnel que la cystite ne s'améliore pas. Cette fâcheuse éventualité se produit-elle, on commencera par déterminer grâce, à la cystoscopie, la variété anatomique de cystite à laquelle on a affaire. Dans la cystite *pseudo-membraneuse*, on recourra à la taille hypogastrique, dans les leucoplasies, à l'ablation au bistouri de toute la zone d'implantation de la tumeur, à la taille hypogastrique suivie de cautérisations; dans les *ulcères vésicaux*, à la taille hypogastrique, combinée soit au curettage, soit à la cautérisation des fongosités. Cette opération a-t-elle échoué? il faudra s'adresser, chez la femme, à la taille vaginale, ou à la boutonnière périnéale. La cystostomie vaginale doit être pratiquée d'emblée chez la femme, dans tous les cas où le drainage doit être prolongé pendant des années. Ces diverses interventions ne dispensent nullement des instillations, qui doivent être continuées longtemps après le drainage.

CHAPITRE III

PYÉLONÉPHRITES

On sait que les auteurs les plus récents distinguent deux variétés de pyélonéphrites, suivant qu'il y a ou qu'il n'y a pas de rétention

A) Étudions d'abord les cas où il y a **Urétéro-Pyélonéphrite sans rétention.** Deux cas sont à envisager au point de vue thérapeutique, d'après M. LEGUEU : les formes *aiguës* et les formes *chroniques.* Les *formes aiguës* sont constituées par les néphrites suppurées qui se développent au cours des infections sanguines : leur traitement consistera à appliquer des *révulsifs* sur la région lombaire et à pratiquer des injections chlorurées salines, à moins qu'il n'y ait de gros œdèmes. Les frictions, les injections d'argent colloïdal, font parfois baisser un peu la fièvre. Quant au *traitement chirurgical,* il est d'autant moins efficace que la bilatéralité des lésions empêche toute intervention radicale. Ce n'est que dans le cas d'abcès enkystés que la néphrotomie, jointe à l'excision, au curage de l'abcès, peut donner de bons résultats ; malheureusement, leur diagnostic est presque toujours impossible.

Dans les *formes chroniques,* on recommandera au malade une *cure,* même faite à domicile, *d'une des eaux suivantes* : Alet, Bussang, Contrexéville, Évian, Vittel. Par contre, les balsamiques semblent contre-indiqués, et il convient de leur substituer les antiseptiques et, particulièrement, l'urotropine. Comme régime, le régime lacté ne peut être maintenu qu'un temps assez court, parce que le malade s'en fatiguera ; on lui permettra un régime doux de viandes blanches, de pâtes, de féculents, de légumes verts frais. On a encore recommandé les bains térébenthinés du Martouret, les bains d'air chaud et de lumière, etc.

Le traitement *local* est représenté par le cathétérisme urétéral et les lavages du bassinet. Pour les lavages pratiqués une ou deux fois par semaine, on utilisera d'abord l'eau boriquée tiède, ou le nitrate d'argent au 1/100. Cette méthode aurait donné à plusieurs auteurs des guérisons définitives. Inutile de rappeler qu'*il est indispensable*, dans la forme ascendante de pyélonéphrite, de *soigner la cystite* par les méthodes précédemment indiquées, et, au besoin, par la sonde à demeure, quand l'infection est très prononcée. Ces diverses méthodes ont-elles échoué, il faut recourir au traitement chirurgical, et surtout à la néphrectomie qui paraît indiquée surtout lorsque la lésion est unilatérale, lorsqu'elle a résisté aux médications habituelles, et que la rétention paraît devoir s'établir. Ce ne sont là que des indications exceptionnelles.

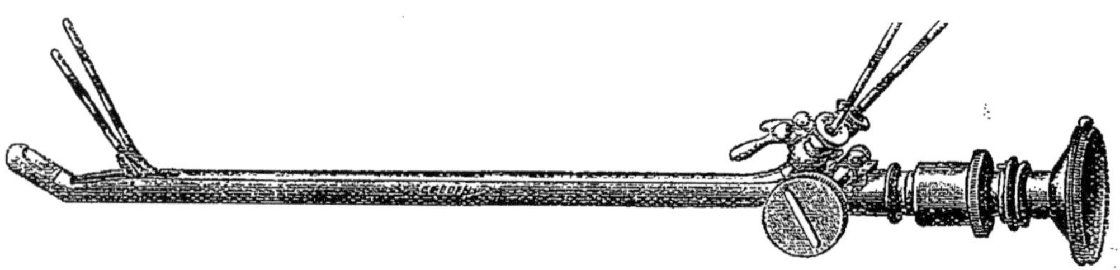

FIG. 13. — Cystoscope à double cathétérisme urétéral d'ALBARRAN.

Dans la *pyélonéphrite gravidique*, 1 faut, dès le début, prescrire soit le décubitus sur le côté opposé, soit la station assise dans un fauteuil. Contre l'infection avec rétention, M. PASTEAU a justement préconisé la distension de la vessie, qui n'est contre-indiquée que si cet organe est malade. Dans ce cas, il est nécessaire de pratiquer quelques lavages. Comme opération chirurgicale, on aura le choix entre l'accouchement prématuré, qui permet la décompression de l'uretère, mais fait naître un enfant débile, la néphrectomie, à laquelle M. LEGUEU reproche de supprimer un rein qui pourrait encore fonctionner, et enfin, la néphrotomie, opération conservatrice qui permet d'arriver à la fin de la grossesse. Elle serait indiquée lorsque la lésion est unilatérale, tandis que lorsque la lésion est bilatérale, ou supposée telle, c'est à l'accouchement prématuré qu'il faut avoir recours.

B) Passons à l'étude thérapeutique des Pyonéphroses. Leur traitement est purement *chirurgical*. A ce sujet, il importe de distinguer deux sortes de pyonéphroses : 1° les unes constituées par l'infection secondaire d'une poche d'hydronéphrose ; 2° les autres sont dues à la transformation d'une pyélonéphrite sous l'influence d'une obstruction urétérale. Dans le premier cas, on parle d'*uro-pyonéphrose*, dans le second, de *pyonéphrose pure*.

Les opérations conservatrices ne conviennent que pour certaines uro-pyonéphroses, dans lesquelles le rein possède encore une valeur sécrétoire. En général, dans les pyonéphroses pures, le chirurgien n'a qu'à choisir entre la néphrectomie, et la néphrotomie.

La *néphrectomie* sera presque toujours totale. Celle-ci constitue vraiment une opération radicale et curative. Malheureusement elle présente toujours une certaine gravité, qui tient, en grande partie, aux lésions du rein opposé et aussi à l'état du malade épuisé par une longue suppuration, au moment où il se soumet à l'intervention chirurgicale.

La *néphrotomie* est dépourvue de toute gravité véritable. Elle peut, d'ailleurs, à elle seule, assurer la guérison ; mais elle présente le gros inconvénient de laisser, après elle, dans la moitié des cas, une fistule. Les chances de fistulisation sont d'ailleurs réduites par le cathétérisme urétéral qu'a préconisé ALBARRAN. Il faut bien reconnaître, du reste, que dans les pyonéphroses pures, la fistule est un mal nécessaire, puisqu'elle permet au rein de se vider et constitue ainsi le meilleur des drainages. A la néphrotomie on reproche encore son insuffisance à ouvrir et à maintenir ouverte toute la poche. Dans tous les cas, elle doit être pratiquée le plus tôt possible. Elle permet d'attendre et de conduire le malade à la néphrectomie primitive.

En ce qui concerne les *indications respectives* de ces deux opérations, voici comment s'exprime le D{{r}} LEGUEU, dont nous avons suivi pas à pas la description :

« La *néphrectomie* me paraît l'opération de choix pour toutes les pyonéphroses qui s'accompagnent d'une destruction profonde du rein, alors que l'autre rein est bon et que l'état général est encore favorable. Elle sera faite par la voie lombaire, sauf pour les très grosses tumeurs, où il y a parfois avantage à passer par la voie antérieure. » La *néphrotomie* convient donc aux cas plus avancés, aux lésions énormes chez les malades affaiblis, trop amaigris ou trop cachectiques pour supporter les frais d'une grosse opération, chez ceux enfin dont l'autre rein est mauvais ou n'a pas pu être étudié d'une façon précise.

Quand l'autre rein est malade ou reste insuffisant, le malade conservera sa fistule indéfiniment jusqu'à guérison par destruction et sclérose atrophique du rein. Quand l'autre rein est bon, on verra rapidement le malade se relever, l'état général s'améliorer et on pourra alors, après quelques mois, pratiquer la néphrectomie secondaire sous-capsulaire, avec ou sans morcellement.

TROISIÈME PARTIE

L'ARHÉOL DANS LES MALADIES DES VOIES URINAIRES

Depuis quelque dix ans, la thérapeutique des affections urinaires a fait un immense progrès, grâce à la découverte du principe actif de l'essence de Santal. Nous avons vu, dans les pages qui précèdent, les multiples indications des balsamiques dans les pyélonéphrites, les cystites, les urétrites ; mais nous avons été obligé d'ajouter que, trop souvent, ces précieux médicaments provoquaient des accidents d'intolérance plus ou moins graves, et qui, parfois, en interdisaient complètement l'emploi, qu'il s'agisse du copahu, du cubèbe ou du santal. Les recherches que nous allons résumer ont permis de substituer à ces corps, qui contiennent un mélange variable de principes actifs, une substance chimiquement définie, débarrassée de toute impureté, et qui, aux mêmes doses, produit toujours les mêmes effets. Cette substance, c'est l'ARHÉOL (de α privatif, et ρεω, couler).

CHAPITRE PREMIER

L'ARHÉOL

A. — Propriétés physiques et chimiques de l'Arhéol.

Mode de préparation. — L'ARHÉOL est extrait du Santal blanc, *Santalum album,* L. (*S. Myrtifolium,* Roxb., *Syrium Myrtifolium,* L.), plante qui appartient à la famille des Santalacées, et dont on utilise surtout le bois. Le bois de Santal doit ses propriétés thérapeutiques à l'essence qu'il renferme. Pour préparer cette essence, on déchiquette le bois en copeaux, puis on le réduit à l'état de poudre impalpable. Cette poudre, placée dans des alambics spéciaux, est traversée par un courant de vapeur d'eau surchauffée à la pression de 3 ou 4 kilogrammes. La vapeur entraîne mécaniquement l'essence, qui vient surnager à la surface de l'eau provenant de la condensation de la vapeur dans le serpentin de l'alambic. On obtient ainsi un liquide jaune clair épais, dont l'odeur rappelle celle du bois, de saveur âcre et aromatique : c'est l'*essence de Santal*. Le rendement en essence varie entre 3 et 5 o/o du poids du bois de Santal employé.

L'essence de Santal est un produit fort complexe. L'*étude chimique* en a été faite par de nombreux auteurs : CHAPOTEAUX (1882), PARRY (1895), SCHIMMEL (1895), CHAPMAN et BURGESS (1896), DULIÈRE, SCHIMMEL (1899), SODEN et MULLER (1900), GUERBET (1908). Voici le résumé de leurs travaux.

Étude chimique de l'Arhéol. — Les premières recherches scientifiques sur l'essence de Santal ont été faites en 1882, par CHAPOTEAUX (*Bulletin de la Société Chimique*, 37, 1882, p. 303) :

D'après cet auteur, l'essence de Santal se compose de deux parties : l'une, la plus importante, bouillant vers 300°, ayant la formule $C^{15}H^{24}O$, paraît être une aldéhyde ; l'autre, bouillant à 310°, de formule $C^{15}H^{26}O$, paraît être un alcool. Si on traite l'essence par l'acide phosphorique, on obtient par élimination d'eau deux carbures d'hydrogène correspondants, l'un $C^{15}H^{22}$ bouillant à 245°, l'autre $C^{15}H^{24}$ bouillant à 260°.

Ce travail contient beaucoup d'autres résultats qui ont été reconnus depuis inexacts ; on peut cependant en tirer cette conclusion que, dans l'essence de Santal, se trouve un corps $C^{15}H^{26}O$, alcool sesquiterpénique qui peut perdre les éléments de l'eau et se transformer en sesquiterpène $C^{15}H^{24}$.

Cette étude fut reprise beaucoup plus tard par PARRY (*Pharm. Journ. Transact.* 55, 1895, p. 118). Il montra la prédominance de l'alcool $C^{15}H^{26}O$, dans l'essence et donna une méthode de dosage de cet alcool qui est à peu de chose près celle qu'on emploie aujourd'hui.

Appliquant cette méthode à différents échantillons d'essence de Santal, il trouva que le rendement en alcool était très variable avec la provenance du bois et la méthode de distillation ; il en conclut qu'une essence, pour être acceptable, devait contenir au moins 80 à 90 o/o d'alcool $C^{15} H^{26} O$.

SCHIMMEL & C⁰ (*Octoberbericht* 1895, 41) perfectionnèrent la méthode de Parry pour le dosage de l'alcool et lui donnèrent la forme définitive qui est la suivante :

On prend 20 grammes de l'essence à analyser, et on l'éthérifie en la maintenant à une douce ébullition pendant une heure environ avec un égal volume d'anhydride acétique et un peu d'acétate de soude fondu. Le produit est ensuite lavé à l'eau, puis au carbonate de soude, et enfin, séché sur du sulfate de soude calciné. On prélève 3 à 4 grammes de l'éther ainsi formé, et on le saponifie en le faisant bouillir avec une solution normale de potasse ; on neutralise ensuite par la solution normale d'acide sulfurique la potasse qui reste non combinée, ce qui donne par différence le nombre de centimètres cubes de potasse qui ont été nécessaires à la saponification.

Si l'on désigne par v le nombre de centimètres cubes de potasse utilisés pour la saponification, et par p le poids en grammes d'essence éthérifiée qu'on a soumis à la saponification, la teneur en alcool $C^{15} H^{26} O$ est donnée par la formule

$$T = \frac{v \times 22{,}2}{p\text{-}v \times 0{,}042.}$$

ALFRED C. CHAPMAN et HERBERT E. BURGEES (*Chem. News,* 74, 1896, p. 95), ont repris l'étude de l'essence de Santal en essayant de séparer les différents produits par distillation fractionnée.

Ils ont retrouvé les principaux résultats de leurs prédécesseurs et sont arrivés à isoler en outre en très petite quantité une aldéhyde, bouillant entre 301° et 306° de densité 0,979 à + 15° et de pouvoir rotatoire $(\alpha)_D = -14°, 42'$ à + 27°. Cette aldéhyde présente une particularité curieuse ; traitée par l'acide phosphorique, elle donne naissance à un carbure d'hydrogène de densité 0,936 à + 15°, de pouvoir rotatoire $(\alpha)_D = + 5°45'$ à + 16° qui sont précisément les constantes physiques de l'essence de Cèdre avec laquelle on falsifie souvent l'essence de Santal.

W. DULIÈRE (*Bulletin de l'Académie Royale de Médecine de Belgique,* 4 série, XI, page 761) reprit toute l'étude de l'essence de Santal et de ses falsifications; il conclut qu'une très bonne essence de Santal provenant de bois de bonne qualité et bien préparée pouvait contenir jusqu'à 94 o/o d'alcool $C^{15}, H^{26} O$, fait rare.

SCHIMMEL & C¹⁰ (*Aprilbericht* 1899, p. 43) ont donné les premiers une méthode d'extraction de l'alcool $C^{15} H^{26} O$; ils chauffent 100 grammes d'essence de Santal pendant une heure au bain-marie à 80° avec une quantité équimoléculaire d'anhydride phtalique et de benzol ; les éthers acides ainsi formés sont enlevés par agitation avec de la soude et dissous dans beaucoup d'eau. La solution aqueuse est agitée à plusieurs reprises avec de l'éther pour la débarrasser des produits étrangers, puis neutralisée par l'acide sulfurique ; on décante les éthers acides, puis on régénère les alcools en saponifiant par la potasse alcoolique ; après lavage à l'eau on rectifie par distillation ; on obtient ainsi un liquide huileux dont l'odeur rappelle celle de l'essence de Santal, de densité 0,979, bouillant à + 172° sous la pression de 11 mm.

L'étude du pouvoir rotatoire des différentes parties de la distillation les a conduits à penser qu'il pouvait y avoir non pas un alcool mais un mélange de deux alcools sesquiterpéniques de pouvoir rotatoire différent.

H. v. Soden et Fr. Muller (*Pharm. Zeitung*, XLIV, 15 avril 1899, p. 259 ; *Archiv. der Pharm.*, 238, 1900, p. 353) ont fait une série de travaux soit en collaboration soit séparément, sur la partie alcoolique, d'une part, et sur la partie non alcoolique, de l'essence.

M. H. v. Soden donne un nouveau procédé de préparation de l'alcool différent de celui de Schimmel, procédé trouvé en collaboration avec le Dr Goecke, et qui est le suivant :

L'essence de Santal brute est additionnée de 10 o /o de potasse et dissoute dans trois fois son poids d'alcool à 90 o /o, puis chauffée au bain-marie pendant deux à trois heures. La chaleur chasse les éthers ; les acides libres et les phénols, saturés par la potasse, se changent en sels solubles dans l'eau ; les autres corps tels que les aldéhydes sont détruits.

On fait alors de nombreux lavages de l'huile restante à l'eau chaude pour enlever les sels et la potasse non combinée ; il est bon d'ajouter à l'eau des derniers lavages un peu d'acide acétique pour neutraliser l'excédent de potasse qu'il est très difficile de séparer de l'essence par simples lavages.

On rectifie alors par une distillation fractionnée dans le vide la masse qui distille entre + 160° et 170° sous 8 à 10 mm. de pression.

On obtient ainsi une huile épaisse, claire comme l'eau, de densité 0,978 à 0,980 à + 15°, soluble dans trois parties d'alcool à 70° à la température de + 20°.

L'étude du pouvoir les conduit, comme Schimmel, à admettre l'existence de deux alcools sesquiterpéniques *isomères* de pouvoir rotatoire différent.

En analysant ces alcools, M. H. v. Soden trouve une quantité d'hydrogène un peu faible pour la formule $C^{15} H^{26} O$, et serait plutôt porté à admettre la formule $C^{15} H^{24} O$, qui concorde mieux avec son analyse.

M. F. MULLER, de son côté, a étudié les portions non alcooliques de l'essence de Santal et en a isolé quelques corps nouveaux.

Le *Santène*, un carbure jusqu'alors inconnu, bout à 139°-140° et à la densité 0,8710 à 15°. Les analyses de ce corps et de ses dérivés, conduisent à la formule $C^9 H^{14}$, ce qui démontre qu'il représente l'homologue immédiatement inférieur des terpènes $C^{10} H^{16}$.

Son nitrosochlorure existe sous deux modifications dont l'une est bleue, fond à 108° et passe rapidement à la modification blanche. Cette dernière chauffée à 90° se colore en bleu intense en régénérant la modification fusible à 108°.

Le nitrosite de Santène est un corps cristallin bleu, mais qui ne paraît pas être homogène.

Le chlorhydrate de Santène s'obtient en faisant passer un courant de gaz chlorhydrique sec dans une solution éthérée de carbure ; il fond à 80° et est peu stable au contact de l'air.

Le tribromure de Santène se prépare en faisant arriver goutte à goutte deux molécules de brome dans une solution de Santène dans le chloroforme sec. Il fond à 62°-63° et se prête bien à l'identification du carbure.

Les portions de l'essence de Santal distillant entre 80° et 100° sous 15 m/m. de pression, ont donné avec la semicarbazide un mélange de deux combinaisons qui fondent après séparation à 175° et à 224°.

Le semicarbazone fondant à 175°, décomposée par l'acide sulfurique, a fourni une cétone $C^{11} H^{16} O$, appelée *santalone*, dont l'odeur rappelle celle du camphre et de la thuyone. Elle bout à l'état pur à 214°-215° (88° à 89° sous 15 m/m. de pression), possède une densité de 0,9906 à 15° et un pouvoir rotatoire $(\alpha)_D = + 62°$.

La cétone correspondant à la semicarbazone fondant à 224° n'a pas encore été étudiée.

Il existe à l'état libre dans l'essence de Santal un acide, l'*acide térésantalique*, qui a été retiré des portions les plus volatiles par agitation avec une solution faible de soude. Il fond à 157°, bout sans décomposition sous 11 mm. vers 150° et répond à la formule $C^{10} H^{14} O^2$. Si l'on fait passer un courant de gaz chlorhydrique dans sa solution méthylique, on obtient l'acide chlorhydrotérésantalique $C^{10} H^{14} O^2 H Cl$ qui, traité par la soude en excès, fournit la térésantalolactone, corps possédant l'odeur du bornéol et fondant à 103°.

Cette lactone, traitée par les alcalis, au lieu de fournir l'acide oxhydrotérésantalique comme on devait s'y attendre, donne naissance à un acide bibasique, l'acide oxyhydroditérésantalique $C^{18} H^{18} O (C O^2 H)^2$.

Les tentatives faites en vue d'obtenir par oxydation des produits de décomposition caractéristiques de l'acide térésantalique n'ont donné aucun résultat. Par distillation sèche d'un mélange de térésantalate et d'acétate de calcium, on n'a obtenu que des traces de cétone, mais il se produisit un carbure $C^7 H^{10}$, de densité 0,818 à + 15°.

Bouilli avec de l'acide sulfurique étendu, l'acide térésantalique se dédouble en acide carbonique et un hydrocarbure α santène $C^9 H^{14}$ bouillant à 140°-142° et de densité 0,870 à + 15°. Ce corps doit être considéré comme identique avec le santène extrait de l'essence par distillation fractionnée, quoique les points de fusion de son tribromure et de son chlorhydrate aient été trouvés un peu inférieurs.

En opérant sur 80 kilogrammes d'essence de Santal, M. MULLER a obtenu 884 grammes, soit 1,15 o/o d'acides, dont 497 grammes, soit 58,5 o/o de l'ensemble, s'y trouvaient à l'état de liberté. La quantité d'acide térésantalique a été évaluée à 419 grammes, soit 47 o/o du total des acides ou environ 0,5 o/o de l'essence employée. Le reste se compose d'acide santalique et d'autres acides encore inconnus.

Enfin M. GUERBET (*Bull. Soc. Chim.* III, 23, 1900, p. 540 et 542 et *Comptes rendus*, 130, 1900, p. 1324) clôt la série des recherches actuelles par une étude très détaillée de l'essence de Santal.

Il isole l'alcool par l'emploi de l'anhydride phtalique (méthode de SCHIMMEL) et assigne au corps ainsi obtenu la formule $C^{15} H^{26} O$, déjà trouvée par beaucoup d'auteurs.

Il est également conduit à admettre sous cette formule l'existence de deux isomères qu'il essaye de séparer par distillation fractionnée et auquel il donne les constantes physiques suivantes :

Alcool α. — Point d'ébullition 162°-163° sous 13 mm. ou 300°-301° à la pression ordinaire. Densité 0,9854 à 0° $(\alpha)_D = - 1°20'$.

Alcool ß. — Point d'ébullition 170°-171° sous 14 mm. ou 309°-310° à la pression ordinaire. Densité 0,9879 à 0° $(\alpha)_D = - 56°$

M. GUERBET trouve en outre dans l'essence de santal deux sesquiterpènes qui ont les propriétés suivantes :

α. *Santalène*. — Point d'ébullition 253 à 254°. Densité 0,9134 à 0° ; pouvoir rotatoire $(\alpha)_D = - 13°98'$.

ß. *Santalène*. — Point d'ébullition 263° à 264° Densité 0,9139 à 0° pouvoir rotatoire $(\alpha)_D = - 28°55'$.

Si l'on chauffe les Santalènes en tube scellé à 180°-190° avec l'anhydride acétique, il se produit une petite quantité d'acétates. L'acétate d'α-Santalène bout sous 14 mm. à 164°-165 ; la variété ß à 167°-168°. L'acide chlorhydrique réagit sur ces carbures en donnant naissance à des composés liquides répondant à la formule $C^{15} H^{24} H Cl$; ceux-ci sont très instables et se décomposent à la distillation, même dans le vide.

Les nitrosochlorures s'obtiennent, dans la proportion de 50 o/o de la théorie, le mélange d'une dissolution du sesquiterpène dans l'éther de pétrole avec le chlorure de nitrosyle dilué dans le même véhicule. Le nitrosochlorure d'α Santalène fond à 122° et donne une pipéridide fusible à 108°-109°.

Le ß Santalène donne naissance à deux isomères qui se liquéfient à 152° et 160° ; les points de fusion des pipéridides correspondants sont de 101° et 104°-105°.

L'alcool $C^{15} H^{26} O$, est un *alcool primaire* ; ce fait mérite d'être remarqué ; car les alcools sesquiterpéniques vrais connus jusqu'à ce jour sont tous secondaires ou tertiaires.

*
* *

Tous les travaux que nous venons d'analyser jusqu'ici ont été faits sur l'essence de Santal des Indes Orientales qui est considérée (à juste titre d'ailleurs) comme la meilleure. Pour compléter cette étude, nous allons résumer tout ce qui a été fait sur les essences de Santal d'autre provenance, principalement sur l'essence dite des Indes Occidentales.

M. W. DULIÈRE (*Ann. de Pharmacie de Louvain,* 3, p. 553, et *Bullet. de l'Acad. royale de Médecine de Belgique,* IV, II, p. 769), d'une part, et MM. SCHIMMEL et Cº (*Aprilbericht* 1898, p. 49), de l'autre, ont étudié les constantes physiques de différents échantillons d'essence de Santal des Indes Occidentales.

Les résultats obtenus sont les suivants : La densité varie de 0,953 à 0,963, le pouvoir rotatoire de $+$ 8º15 à $+$ 29º3 ; la teneur en alcool, de 33 o/o à 53 o/o.

PARRY (*The Chemist and Druggist,* 53, 1898, II, p. 708) a analysé d'autre part quatre échantillons d'essence préparés avec des bois vieux de plusieurs années ; il leur a trouvé une densité variant entre 0,963 et 0,965 et leur teneur en alcool d'environ 75 o/o.

H. von SODEN (*Pharm. Zeitung,* 45, 1900, p. 229) a repris cette étude de l'essence de Santal des Indes Occidentales; il en a retiré l'alcool auquel il a trouvé les constantes physiques suivantes : densité 0,980 à 0,982 à 15º point d'ébullition 299º à 301º sous 748 mm. de pression et à 151º, 152º sous II mm. Pouvoir rotatoire $(\alpha)_D = + 27º$; soluble dans trois fois son volume d'alcool à 70º.

Cette essence renferme en outre un sesquiterpène qui a été étudié par M. E. DEUSSEN (*Archiv. der Pharm.,* 238, 1900, p. 149).

Ce chimiste, en fassant passer jusqu'à saturation du gaz chlorhydrique dans une solution de l'essence dans l'éther, a obtenu au bout de plusieurs jours, des cristaux de dichlorhydrate de cadinène ; il a obtenu de la même façon les combinaisons bromées et iodées.

*
* *

En somme, *les travaux des chimistes ont réussi à isoler un alcool primaire répondant à la formule* $C^{15} H^{26} O$, *qui représente le principe actif de l'essence de Santal.* Cette substance a été étudiée au point de vue thérapeutique par le Professeur RIEHL, de l'Institut Dermatologique de Leipzig (*Wien. Kl. Woch.*, XI, 1898, 1203).

Cet auteur voulait étudier :

1° Si l'action de cet alcool est la même que celle de l'essence de Santal dans la blennorrhagie ; ce point est de première importance, car il n'est pas évident *a priori* que l'effet curatif de l'essence de Santal n'est pas dû aux corps qui s'y trouvent en petite proportion ;

2° S'il ne faut pas attribuer les troubles consécutifs à l'essence de Santal (néphrites aiguës, érythème, maux d'estomac, pissement de sang) aux composés non alcooliques de l'essence de Santal.

L'étude porta sur cinquante cas cliniques.

Le Professeur RIEHL constata qu'à la dose de 2 à 3 grammes par jour pendant 10 à 30 jours, l'alcool $C^{15} H^{26} O$, produisait les mêmes effets thérapeutiques que l'essence de Santal employés dans une expérience parallèle.

Dans un très petit nombre de cas seulement, il constata quelques renvois et coliques qui se produisirent au début du traitement, mais qui disparurent spontanément dans la suite ; il ne constata jamais ni maux de reins, ni albumine dans l'urine.

L'administration de *l'essence de Santal,* au contraire produisit généralement des *troubles graves* (néphrites, gastrites, coliques), troubles *ne faisant qu'augmenter par la suite du traitement*; ces troubles furent d'autant plus importants que l'essence commerciale employée contenait moins d'alcool $C^{15} H^{26} O$, plus de matières étrangères par conséquent.

L'Arhéol, principe actif de l'essence de Santal. — La conséquence immédiate, naturelle de ces conclusions est que l'essence de Santal possède un principe actif spécial, doué de propriétés antiblennorrhagiques et que ce principe n'est autre que l'alcool $C^{15} H^{26} O$.

Nous sommes parvenus à préparer industriellement cet alcool, qui n'a guère été jusqu'ici qu'une curiosité de laboratoire, en l'extrayant de l'essence de Santal par une combinaison de deux procédés (SCHIMMEL d'une part, H. von SODEN et Dr GOECKE de l'autre) procédés dont nous avons parlé dans le chapitre précédent (pages 99).

Nous avons obtenu ainsi un produit oléagineux, *incolore*, dont l'odeur rappelle celle de la bonne essence de Santal, quoique plus suave, de densité constante 0,979 à +15°, bouillant à une température de 169° sous 11 m/m. de pression ou vers 300° à la pression ordinaire, soluble dans 3 parties d'alcool à 70° à la température de 20°, auquel nous avons donné le nom d'ARHÉOL (α privatif et ρεω couler) pour rappeler ses propriétés thérapeutiques.

Le rendement en ARHÉOL obtenu par ce traitement varie entre 30 et 85 o/o du poids de l'essence employée.

L'ARHÉOL a les mêmes propriétés thérapeutiques que la bonne essence de Santal, mais a sur elle l'immense avantage *d'être un composé défini, toujours identique à lui-même, produisant par conséquent toujours les mêmes effets aux mêmes doses.*

Il n'est pas possible, en effet, à un médecin qui ordonne des capsules d'essence de Santal de savoir ce que son malade prendra. Il peut, par exemple, trouver des capsules qui contiennent 90 o/o de principe actif et constater alors que 10 capsules par jour améliorent l'état de son malade ; si, dans un deuxième cas, il tombe sur des capsules qui ne contiennent plus que 30 o/o de principe actif, les 10 capsules quotidiennes ne produiront aucun effet curatif, car cette fois, pour obtenir le même résultat, il faudrait que le malade prît 30 capsules par jour.

Dans ce second cas, elles produiraient même un effet nocif.

Les expériences du Professeur RIEHL, confirmées depuis du reste, par de nombreuses observations qu'on lira plus loin, ont démontré que les impuretés de l'essence de Santal (c'est-à-dire tout ce qui n'est pas l'alcool $C^{15} H^{26} O$) sont la cause des *maux de reins* qui se produisent souvent dans l'administration de cette essence; or, tandis qu'une essence ayant 90 o/o de principe actif ne contient que 10 o/o d'impuretés, une autre contenant seulement 30 o/o de principe actif aura 70 o/o d'impuretés qui occasionneront des maux de reins lors de son administration.

Remarquons en outre que l'ARHÉOL contient 100 o/o de principe actif tandis que les meilleurs essences de Santal n'en ont que 80 à 90 o/o; son effet sera donc toujours plus intense à égalité de poids.

Doses et mode d'emploi. — L'ARHÉOL est mis en capsules contenant environ 0 gr. 20 de produit. Pour la dose, voir p. 107.

B. — Les balsamiques. — Leur mode d'emploi.

Avant d'ordonner l'ARHÉOL, il est indispensable, par un interrogatoire serré et par un examen minutieux du malade, de s'*assurer qu'il n'existe, à son emploi, aucune contre-indication*. Ces contre-indications peuvent être de *trois ordres*. Tantôt, les *voies digestives* fonctionnent d'une façon défectueuse et les balsamiques pris antérieurement ont provoqué des troubles divers : gastralgies, aigreurs, anorexie, coliques, diarrhée. Il ne s'agit là, à vrai dire, que d'une contre-indication relative, car souvent l'ARHÉOL est merveilleusement toléré par un sujet qui ne pouvait ingérer les doses les plus faibles de Santal sans présenter aussitôt les troubles digestifs les plus sérieux. Toutefois, lorsqu'on se trouvera en présence d'un individu dont les voies digestives fonctionnent mal, il y a lieu de redoubler de prudence, de ne commencer que par des doses minimes, et de prendre, en plus, les précautions que nous allons indiquer dans un instant. Tantôt, les voies digestives étant intactes, le malade est sujet aux *efflorescences cutanées*, et l'ingestion de n'importe quelle substance médicamenteuse détermine immédiatement l'apparition d'exanthèmes divers : roséole, urticaire, érythème polymorphe, auxquels convient le terme global d'*éruptions pathogénétiques* proposées par BAZIN. Le malade a-t-il déjà pris du copahu, du cubèbe, de la térébenthine, on a vu survenir, au niveau des régions articulaires et particulièrement des poignets, une éruption très prurigineuse, pouvant même, dans certains cas, empêcher complètement le sommeil. Il est évident qu'alors l'administration de l'ARHÉOL est hasardée. Et cependant, ne s'agit-il pas là d'un danger théorique? Les innombrables observations que nous avons reçues depuis quelques dix ans ne font, en effet, aucune mention d'éruptions consécutives à l'emploi de cette substance.

Dernière contre-indication. Voici un sujet dont les voies digestives fonctionnent bien, dont la peau ne présente aucune susceptibilité particulière, mais qui est *porteur d'une lésion rénale* : néphrite chronique ou vésicale. Allez-vous lui donner d'emblée l'ARHÉOL à hautes doses ? Assurément non, car il pourrait, à cette occasion, faire une hématurie, ou se plaindre de violentes douleurs rénales ou vésicales, indiquant l'existence, au niveau de ces organes, d'une violente poussée congestive. Il faudra donc, ici encore, user de prudence et n'agir qu'à bon escient.

***

Comment donner l'ARHÉOL ? Nous devons envisager successivement la question des doses, la question du moment où il est préférable de les donner, et, enfin, la question des indications.

En ce qui concerne les **doses**, on peut aller jusqu'à 10 à 12 capsules par jour. Nous croyons toutefois qu'il y aurait inconvénient à commencer par 10 capsules. Il est préférable, ici comme toujours, d'aller progressivement, et de commencer par deux, d'augmenter tous les deux jours de deux, jusqu'à ce que l'on soit arrivé à dix ou douze, en surveillant très attentivement le malade, et en se tenant prêt à interrompre au moindre accident, au plus petit signe d'intoxication. Mais, ici, deux remarques s'imposent. La première, c'est qu'*on peut continuer longtemps ces doses élevées sans observer le moindre phénomène d'intolérance*, comme l'ont vu ceux de nos confrères qui ont employé l'ARHÉOL dans la cystite ou dans l'urétrite chroniques ; la seconde, c'est qu'*on peut, sans inconvénient, les élever*, à condition de montrer une extrême vigilance, et de n'agir ainsi que pendant une période de temps assez brève. C'est ainsi qu'on a pu donner, sans aucun ennui, ni pour le malade ni pour le médecin, de 15 à 20 capsules d'ARHÉOL, pendant deux à trois jours, pour continuer par 12. Il est bon de savoir aussi que l'on peut, chez un sujet ayant présenté des phénomènes d'intoxication légers à la suite d'un premier traitement par l'ARHÉOL, reprendre ce traitement au bout de quelques jours ou de quelques semaines sans avoir à craindre de choc anaphylactique.

A quel moment donner l'ARHÉOL ? C'est là une question discutée. Il est certain qu'en principe, il est préférable de choisir l'heure des repas, de façon à incorporer le médicament à la masse alimentaire et de diminuer ainsi son pouvoir toxique. Cependant, il arrive assez fréquemment que, pris au moment des repas, l'ARHÉOL détermine des troubles digestifs sérieux : sensation de barre épigastrique, diarrhée, coliques. Il faut donc, chez certains malades, choisir une autre heure. Après les repas, on risque de troubler la digestion. Il vaut donc mieux choisir avant : une heure avant, par exemple, et de faire absorber à ce moment deux à trois capsules, laissant le surplus de la dose, que l'on pourra prendre à une heure convenable de la journée. Certains auteurs préfèrent recourir aux doses massives. Certains conseillent, par exemple, de débuter par 15 et même 20 perles en 24 heures, « afin d'approcher, si possible, d'un état voisin de la saturation de l'urine par ce produit, et ce, pendant deux jours, et de continuer par 12 perles par jour dans la suite ». De ces 15 à 20 capsules, 5 seront prises au moment du coucher, en une fois, ce qui assure la continuité d'action du médicament pendant les vingt-quatre heures, et évite « toute déception classique dans l'espèce, au moment du lever ».

Pour faire tolérer ces fortes doses, il y a quelques procédés utiles à connaître. On peut, simultanément, faire boire une eau alcaline : eaux de Vichy, de Pougues, de Vals, ou de l'eau de goudron, ou encore une tisane diurétique : chiendent nitré, buchu, queues de cerises, stigmates de maïs.

L'essentiel, d'ailleurs, réside moins dans la qualité que dans la quantité des boissons ingérées. Il faut, de toute nécessité, conseiller au malade de boire abondamment, de façon à solubiliser au maximum le médicament, et à assurer ses effets utiles, tandis qu'on neutralise ses propriétés toxiques ou irritantes.

C. — Indications de l'Arhéol.

Ce sont celles des balsamiques. L'ARHÉOL est donc indiqué toutes les fois qu'il faut agir sur une sécrétion catarrhale, en modifier la qualité et en diminuer la quantité. C'est pourquoi il a été employé avec succès dans les bronchites chroniques, et, particulièrement, dans les bronchites fétides (GANNELON, PAQUET). Mais sa véritable indication, ce sont les *affections urinaires* qui se compliquent de pyurie, que cette pyurie soit d'origine pyélitique, vésicale ou urétrale. Dans la pyurie, l'ARHÉOL est d'ailleurs recommandé par des autorités telles que le professeur LEGUEU (*Journal des Praticiens*). Nous allons donc étudier les résultats que donne ce produit dans : 1º les *urétrites aiguës, subaiguës* ou *chroniques,* simples ou compliquées; 2º les *cystites* aiguës ou chroniques; 3º les *pyélonéphrites.*

CHAPITRE II

L'Arhéol dans les Urétrites

L'Arhéol dans les urétrites aiguës.

I. — *L'urétrite aiguë blennorrhagique simple chez l'homme.*
— La découverte de l'Arhéol a opéré une véritable révolution dans le traitement de l'urétrite aiguë. Elle a permis, en effet, de substituer aux instillations initiales de nitrate d'argent, toujours douloureuses et souvent dangereuses, et aux grands lavages, si difficiles à bien faire, une médication efficace à toutes les périodes de la maladie, jouissant de propriétés astringentes et analgésiantes marquées, permettant un traitement discret, abrégeant la durée totale de l'affection, exerçant sur ses principales complications une action à la fois préventive et curative, réussissant là où les autres traitements ont échoué, et offrant, de plus, sur les autres balsamiques, l'immense avantage d'être toujours bien toléré et de ne jamais occasionner de phénomènes d'intoxication. C'est ce dont témoignent les très nombreuses observations cliniques qui nous ont permis d'établir la valeur thérapeutique de l'Arhéol, valeur que nous allons étudier dans les pages suivantes.

L'ARHÉOL employé à titre abortif. — L'Arhéol est un médicament dont la valeur abortive dans la blennorrhagie est absolue, à condition que le diagnostic soit fait assez à temps, comme dans le cas que nous signalons ci-dessous, et que l'administration en soit précoce.

A la suite d'un coït suspect, le 11 décembre, un officier sent, dans les journées des 12 et 13, des démangeaisons au méat ; il vient me consulter le 13 au soir, Le gland exprimé près du méat laisse sourdre une goutte opaline. Je diagnostique blennorrhagie au début et prescris immédiatement 6 capsules d'Arhéol.

Le 14, au réveil, goutte opaline, légère cuisson à la fin de la miction ; le malade prend 12 capsules d'Arhéol dans la journée. Il se présente à moi l'après-midi : le suintement au niveau du méat persiste ; je recueille la goutte obtenue par pression sur une lame de verre : l'examen des gonocoques après coloration est *positif*.

Le malade, marié et obligé de donner le change, *ne peut modifier en rien son régime*. Il continue seulement 12 capsules par jour. Les douleurs légères à la fin de la miction persistent jusqu'au 17. A cette date, il n'y a plus de goutte au méat que le matin ; elle disparaît le 19, de la façon la plus complète ; le traitement est cessé le 21; on ne constate dans la suite aucun symptôme.

Cette observation est d'autant plus remarquable que le malade, qui est un grand buveur, n'a apporté aucune modification à ses habitudes *et n'a en rien changé sa vie , malgré les conseils que je lui donnais.*

L'ARHÉOL médicament curatif de la blennorrhagie au début. —

« Ce médicament est appelé à rendre de grands services dans les écoulements blennorrhagiques, écrit le Dr STRATI, surtout quand il est employé dès le début. » Toutes les observations relevées jusqu'à ce jour montrent la justesse de cette appréciation. L'ARHÉOL guérit une blennorrhagie aiguë, s'il est administré dès le début de la maladie. Nous pourrions citer, à l'appui de cette affirmation, de très nombreuses observations, nous nous contenterons de résumer l'observation typique suivante :

M. Z...,, atteint de blennorrhagie remontant à trois jours, est mis au traitement de l'ARHÉOL, à la dose de 12 capsules par jour. Au moment où le traitement a été institué : écoulement abondant verdâtre, douleurs classiques à la miction, érections nocturnes pénibles. Dès le cinquième jour du traitement, l'écoulement est muco-purulent, peu abondant, les douleurs et les érections du début ont disparu. Au seizième jour, il n'existe plus qu'une goutte matinale blanchâtre, dont le malade a été complètement débarrassé par six injections urétrales, à raison de deux par jour, d'albuminate d'Ag à 1/100. Il est à noter qu'il n'y a eu pendant le traitement aucun trouble du côté gastro-intestinal.

L'ARHÉOL exerce une action analgésiante des plus nettes :

L'ARHÉOL supprime très rapidement les douleurs provoquées par la miction, et celles qui accompagnent les érections. Cette action spécifique, en quelque sorte, de l'ARHÉOL, est démontrée depuis longtemps ; les témoignages qui en font foi abondent. Tel est le cas de ce malade du Dr HUGUIER, de Compiègne :

Un officier de chasseurs à cheval contracte, quelques jours avant le départ aux manœuvres, une blennorrhagie d'une certaine acuité. Ne voulant pas abandonner son régiment, l'officier désirait, à tout prix, une médication rapide et efficace. Il ne fallait pas songer à prescrire un traitement diurétique et préparatoire à l'action des balsamiques. L'ARHÉOL fut donc prescrit à la dose de 10 capsules par jour. En trois jours, l'amélioration se dessine nettement. *La douleur des mictions fut rapidement amoindrie*, l'écoulement presque tari. Bref, l'officier put accompagner son régiment sans le moindre accident de cystite ou d'épididymite. Pendant la période des manœuvres, il dut se contenter du seul traitement à l'ARHÉOL et la guérison fut complète.

Tels sont également les cas cités par MM. les docteurs
BROUHON, de Chimay (Belgique), BIENCOURT, Nœux-les-Mines
(Pas-de-Calais), PELISSIER, Lyon (Rhône), BRONCQUART, Lumbres
(Pas-de-Calais), PARMENTIER, Lyon (Rhône), LAURET DE BELLOC,
Tours (Indre-et-Loire), BOURDET, Le Rody (Finistère), VAN
CAPPELLE, Vilvorde (Belgique), COMET, Gimat (Tarn-et-Garonne),
LAQUIÈZE, à Laroque-Timbant, ALTAMERO Y ORELLANA, etc.

Cette remarquable action analgésiante de l'ARHÉOL est encore
bien mise en lumière dans les deux observations suivantes du
Dr PATRY (de Paris) :

Première observation.— M. E. M., entrepreneur, trois jours après un coït infectant, est pris de légères sensations de cuisson à la miction. Il n'y prête pas attention, persuadé que cet état ne peut être attribué aux derniers rapports extra-conjugaux ; il les rattache à une infection ancienne jamais complètement guérie, à
son avis. Le surlendemain, soit le cinquième jour qui suit l'infection, le malade se
présente à moi souffrant cruellement et coulant. Il est facile de faire sourdre à l'extrémité de l'urètre antérieur une goutte de pus.

L'examen microscopique effectué sur-le-champ présente des amas de diplocoques
intra-cellulaires caractérisant le gonocoque.

Je pratique séance tenante un premier lavage de l'urètre antérieur avec une
solution de permanganate de potasse au 1/8.000 et j'en fais pénétrer un quart de litre
dans la vessie.

J'ordonne concurremment l'absorption quotidienne de 9 capsules d'ARHÉOL
en trois prises, matin, midi, soir après le repas.

Le lendemain, je continue les grands lavages au permanganate au 1/6.000 puis au
1/4.000.

Le quatrième jour du traitement je fais suspendre l'absorption de l'ARHÉOL. Le
cinquième jour, le malade revient à moi se plaignant du retour des douleurs à la
miction. Je fais recommencer les prises d'ARHÉOL.

Le lendemain, les douleurs ont à nouveau disparu.

Lavages et ARHÉOL sont continués sans interruption pendant douze jours. Au
bout de ce temps, écoulement et douleurs ont disparu. Les lavages sont suspendus et
l'ARHÉOL continué par prudence douze jours.

Le vingt-cinquième jour, le malade vient me revoir. Il va bien, l'urètre est sec
même le matin ; il a repris sa vie génitale, malgré mes conseils, depuis dix jours,
soit après quatorze jours de traitement. J'ai eu l'occasion de voir et d'examiner
sa conjointe depuis, elle est saine et n'a pas été infectée.

Deuxième observation. — M. S..., employé de commerce, depuis deux jours
souffre en urinant, ses érections nocturnes sont douloureuses, il présente un écoulement qui a tous les caractères cliniques et microscopiques de l'écoulement blennorrhagique. Il y a huit jours, coït extra-conjugal, comme il y en a tant en ces
périodes de vacances. Les occupations du malade m'empêchent d'instituer le
traitement externe par les lavages au permanganate. Je lui prescris donc exclusivement de l'ARHÉOL à raison de 12 capsules par jour.

Deux jours après le début du traitement, les mictions se font sans douleur, les érections sont indolores.

Dix jours se sont écoulés depuis le début du traitement par l'ARHÉOL que l'écoulement lui-même est presque tari.

Je fais continuer l'ARHÉOL à raison de 9 capsules par jour, puis 6, enfin 3 *pro die*, chaque série devant être continuée quatre jours durant.

Vingt-quatre jours après le début du traitement tout a cessé, douleurs et écoulement.

L'ARHÉOL exerce l'influence la plus favorable sur l'écoulement qu'il fait diminuer ou même tarir en quelques jours.

Le Dr AMEJAS, Saint-Félix-de-Lunel, a employé l'ARHÉOL chez un malade atteint de blennorrhagie depuis quelques jours. Les capsules de Santal prises tout d'abord, à la dose de trente par jour, n'avaient produit aucun résultat. L'écoulement était toujours le même, les érections fréquentes et très douloureuses. L'urètre postérieur était envahi, la vessie, la prostate, l'épididyme menacés, la miction très pénible. la défécation gênée ; une sensation de pesanteur était éprouvée dans les testicules. L'ARHÉOL, employé dans ces conditions, a calmé les douleurs dès le premier jour ; le second et le troisième, la miction a pu se faire comme à l'état normal, l'écoulement a diminué au point que, après le dernier flacon, il ne reste plus qu'une demi-goutte le matin. Le troisième flacon a *complètement tari l'écoulement.* Depuis, le client s'est livré à plusieurs coïts sans éprouver la moindre douleur et sans que l'écoulement ait reparu.

Le Dr GAMBURZEFF (Moscou) a noté, de son côté, la rapide disparition de l'écoulement sous l'influence de l'ARHÉOL. Le Dr BUCHOUX, à Pons ; le Dr DETHIERS, de Wulveringhem (Belgique), firent les mêmes constatations.

Nous pourrions encore citer les témoignages de MM. les Docteurs P. CAPPELLE, de Cambrai ; DEBRIE, de Camou (Somme) ; V. GARDON, à Alger ; GUY, à Béziers (Hérault) ; BOUDEVILLE, à Nice ; BEAUXIS-LAGRAVE, Aulnay-les-Bondy (S.-et-O.) ; PILLARD, à Cuisseaux (Saône-et-Loire) ; MOREAU, Malakoff (Seine).

L'ARHÉOL à la phase de déclin. — A cette période, l'ARHÉOL fait merveille. Les observations abondent pour démontrer le bien fondé de cette assertion : le Dr FERRIER (Nice) ; le Dr OLIVET, Le Vigan (Gard), en ont cité des exemples remarquables. De cette documentation abondante, nous ne retiendrons que le cas typique du Dr SAINT-AUBIN, Reims. Il s'agissait dans cette observation d'une blennorrhagie traitée depuis un mois par les capsules de térébenthine et les alcalins. La térébenthine était mal supportée et les symptômes locaux n'avaient subi aucune modification lorsque notre confrère eut l'idée de recourir à l'ARHÉOL. Six jours après, la guérison était complète.

L'ARHÉOL guérit l'urétrite plus rapidement que toute autre médication.— Quelques observations suffiront à démontrer ce fait :

La blennorrhagie que j'ai soignée au mois de mars dernier par l'ARHÉOL a été *guérie beaucoup plus rapidement que par les traitements habituels.* Le malade a souffert fort peu de son mal, et n'a pas eu de complications.

Dr LAGARDÈRE, Castelman-Auzan (Gers).

La rapidité d'action de l'ARHÉOL a été constatée par tous ceux qui ont été appelés à l'expérimenter.

Le Dr GAGNIÈRE, de Vaulx-Milieu (Isère), signale également le cas d'un jeune homme atteint de *blennorrhagie aiguë* et qui, en quelques jours, guérit sous l'influence de l'ARHÉOL :

M. X...., dix-sept ans, atteint de gonorrhée, traité par divers moyens populaires, ne guérit pas. Il en est à la période d'écoulement intense. Analyse bactériologique positive. Lavage antiseptique du canal de l'urètre. 2 capsules d'ARHÉOL le matin, 2 le tantôt et 2 le soir, tisanes émollientes. Le troisième jour, l'écoulement a diminué d'un cinquième ; 9 capsules en trois fois par jour, accompagnées d'une tasse de tisane ; le dixième jour, l'écoulement est tari ; 7 capsules par vingt-quatre heures ; le seizième jour, il ne reste plus de gêne pour l'émission de l'urine, un écoulement muqueux seulement. Analyse bactériologique négative. Soins d'hygiène locale avec trois capsules par jour. Un mois après, la guérison est parfaite.

L'ARHÉOL réussit là où les autres traitements ont échoué. — La majorité des praticiens qui ont bien voulu expérimenter l'ARHÉOL, s'accordent pour reconnaître l'exactitude de cette opinion. Laissons-leur la parole ; rien ne vaut l'éloquence des faits :

M. le Dr Paul LAURENT a eu depuis longtemps l'avantage de constater les *heureux effets* de l'ARHÉOL ; il a eu l'occasion de le prescrire, cependant, dans un cas récent où d'autres spécia-lités et le traitement interne et externe avaient échoué ;

or, l'ARHÉOL a amené une rétrocession parfaite des phénomènes inflammatoires. L'écoulement a disparu et son client, à sa grande surprise et satisfaction, a vu son urètre redevenir sec.

Le Docteur CLOQUE, externe des Hôpitaux (Sainte-Menehould), a employé l'ARHÉOL avec beaucoup de succès chez un de ses malades atteint de blennorrhagie aiguë ayant *résisté à tout autre traitement*.

M. le Dr HENNAU, de Nivelles (Belgique), a observé un cas analogue et obtenu un brillant succès avec l'ARHÉOL *dans un cas où tout avait échoué*. « C'est assez dire, ajoute-t-il, que je considère l'ARHÉOL comme un médicament de choix dans la blennorrhagie et ses complications. »

Nous pourrions citer aussi les remarquables observations de M. le Dr WEIL et du Dr ADOLFO MARTINEZ, de Rosario, qui se sont toujours félicités des heureux résultats qu'ils ont obtenus dans les divers cas de blennorrhagie aiguë ou chronique rebelles aux traitements ordinaires, grâce aux perles d'ARHÉOL.

L'ARHÉOL permet aux malades de se traiter discrètement sans attirer l'attention de leur entourage. — C'est ce dont témoigne la lettre de M. le Dr MORET, de Courlon (Yonne) :

> Exerçant à la campagne, je ne puis faire traiter mes clients par les injections, qui trahiraient le malade aux yeux de son entourage. Je ne puis soigner que par la médication interne qu'on peut prendre en cachette. L'ARHÉOL remplit très bien ce désidératum. Il guérit *cito, tuto et jucunde*.

L'ARHÉOL présente, en effet, un avantage incontestable, au milieu de beaucoup d'autres, celui de ne communiquer à l'urine aucune odeur aromatique. Il n'en est pas de même de la térébenthine, par exemple, qui, en s'éliminant par les reins, donne à l'urine une odeur agréable de violette. Ce fait, connu de tout le monde, rend la médication par la térébenthine fort indiscrète. Or, l'odeur dégagée par l'urine, même après l'emploi de doses massives d'ARHÉOL, ne permet jamais d'attirer, pour cette raison, l'attention de l'entourage.

Citons encore, à ce sujet, l'appréciation du Dr FORGET, Sainte-Gauburge (Orne) :

> Commodité, innocuité, facilité de faire accepter par les malades, prompt sou-

lagement, *guérison rapide et secrète*, voilà les avantages que j'ai toujours trouvés à l'ARHÉOL.

Cette opinion est aussi celle de nombreux médecins militaires.

L'ARHÉOL est toujours admirablement toléré. — Ici encore, les témoignages abondent.

M. le Dr VERATTI, médecin des hôpitaux de Milan (Italie), a prescrit l'ARHÉOL à beaucoup de malades atteints, soit d'urétrite blennorrhagique, aiguë ou chronique, soit de catarrhe vésical, et a toujours obtenu des résultats très satisfaisants et quelquefois même très brillants.

« L'ARHÉOL, ajoute-t-il est un médicament *très bien supporté* par l'estomac et d'une efficacité immédiate et certaine ; aussi mérite-t-il toute la confiance des médecins et des malades. »

Le Dr VASILIU, à Ploessi (Roumanie), a également pu obtenir une guérison quasi complète et assez rapide, *sans complications et sans troubles de l'estomac.*

M. le Dr FÉRAUD émet la même opinion : « Les résultats ont dépassé mon attente ; dès le troisième jour, l'écoulement avait très sensiblement diminué et cela, *sans aucun des troubles gastriques* qui accompagnent si souvent l'administration du copahu ou des autres balsamiques. »

Mêmes constatations de la part de MM. les Docteurs CASAMAYOR, Oloron-Sainte-Marie (Basses-Pyrénées) ; PRADO, Torreou (Mexique) ; CHABRAUD, Les Mées (Basses-Alpes) ; GAILLARD, La Tronche (Isère) ; MATHET (Paris) ; Ibrahim REEFET, Constantinople ; DESFOSSÉS, Tourcoing (Nord) ; LAMOLLE, Lagor (Basses-Pyrénées).

Action générale de l'ARHÉOL dans l'urétrite aiguë. — L'exposé analytique auquel nous venons de nous livrer explique les innombrables témoignages que nous avons reçus relativement à l'action générale de l'ARHÉOL dans la blennorrhagie.

Les Drs MARBOT, ROUSSEAU et VANAERSCHODT confirment l'efficacité de l'ARHÉOL dans l'urétrite aiguë.

J'avais deux malades souffrant de blennorrhagie.

L'un avait suivi, *sans succès*, un traitement chez un collègue. Votre ARHÉOL a eu un succès complet de guérison après dix jours.

Le second, après le traitement par les perles de Santal, ne voyant pas d'amélioration, mais souffrant de l'estomac et du bas-ventre, je le soumis au traitement de l'ARHÉOL, avec amélioration notable en huit jours, et guérison complète, en douze jours, de tout symptôme. Ce dernier n'a accusé qu'une légère lourdeur dans le bas-ventre, sans inconvénients autres.

Dr D. VANAERSCHODT, Boorgerhout (Belgique).

N.-B. — A noter qu'à part le régime, aucun inconvénient n'a accompagné l'usage de votre ARHÉOL.

Le Dr DE MINTEGUIAGA, les Drs DIVARIS et DACHEUX expriment, eux aussi, l'avis le plus favorable.

Les témoignages plus récents que nous pourrions citer ne font que confirmer les résultats obtenus par les auteurs précédents.

MM. les Docteurs A. MARTIN, Pouancé (Maine-et-Loire) ; CANCEL, Saint-Soulle (Charente-Inférieure) ; CLAUDE, Carcassonne (Aude) ; SOUSSELIER (Paris) ; JACINTHO DA COSTA MIRANDA, Lisbonne (Portugal) ; HOGGE, à Amay (Belgique), CARRIER, Colon (Rép. Argentine) ; THIÉRY, à Orchies (Nord) ; GOT, Aubière (Puy-de-Dôme) ; FONSON, à Corbie (Somme) ; BERCHON, Paris ; CAZIN, Provenchères (Vosges) ; RUELLE, Commentry (Allier) ; POUTIER, à Lumbres (Pas-de-Calais) ; OUNDJIAN, Lurcy-Lévy (Allier) ; BRUNET, Levroux (Indre) ; DE COPEMAN, à Lille (Nord) ; DUENAS, à Buenos-Ayres (Rép. Arg.) ; PANTELY, Paris ; JOLY, Argent (Cher) ; RAFFOUS, Dôle (Jura) ; BESSEIRE, Mende (Lozère) ; DE ROUANET, Castres (Tarn) ; COUSERGUE, Lanslebourg (Savoie) ; M. d'ORTIZ (Mexico) ; BEDON, Morey (Haute-Saône) ; DARRAGON-SORIEUL, Offrainville (Seine-Inférieure) ; BOELDIEU, St-Simon (Aisne) ; PIERAT, Morialmé (Belgique) ; LE DUIGOU, Cherbourg, émettent tous le même avis favorable et font de l'ARHÉOL le *médicament de choix* de l'urétrite aiguë.

II. — *L'urétrite aiguë compliquée chez l'homme.* — M. le Dr LEPAGNOLE, interne à l'hôpital Saint-Jacques, Besançon, a guéri, grâce à l'ARHÉOL, une urétrite aiguë *compliquée de cystite et d'épididymite* :

J'ai obtenu un résultat merveilleux avec l'ARHÉOL dans un cas d'urétrite aiguë compliquée de cystite et d'épididymite.

J'ai obtenu avec ce produit d'*excellents résultats*, aussi bien au point de vue curatif qu'au point de vue tolérance.

Deux malades qui ont pris des doses massives d'ARHÉOL n'ont ressenti aucune douleur de rein.

M. le Dr CABARRUS a retiré les meilleurs résultats de l'ARHÉOL dans un cas analogue.

Le Professeur Docteur Y. RAGHIB BEY, médecin-major, inspecteur des hôpitaux, Galata, a relevé l'intéressante observation d'une urétrite compliquée de *cystite*, nettement améliorée par l'ARHÉOL.

M. G. L., cordonnier.—Le patient vient me consulter pour une blennorrhagie aiguë.

Deux jours après le coït : écoulement blanchâtre épais, assez abondant et tachant le linge. Mictions pénibles, douleurs aux aines et dans la vessie. Malgré les souffrances, le malade persiste dans ses occupations. Je lui ordonne de la tisane diurétique additionnée de bicarbonate de soude et des lavages au permanganate.

Après quelques jours de traitement, l'écoulement augmente et se complique d'une cystite aiguë.

Le malade a éprouvé un fort ténesme, il doit se lever plusieurs fois dans la nuit et, durant la journée, il doit uriner au moins toutes les heures.

Je lui ordonne le repos au lit, le régime exclusivement lacté et je lui prescris des capsules d'essence de térébenthine.

La cystite diminue sensiblement, les douleurs de la miction cessent, mais l'écoulement verdâtre reparaît de plus belle.

Je lui prescris alors des capsules d'ARHÉOL en lui recommandant d'en prendre 6 à 8 par jour.

Après cinq jours de traitement le malade se présente à notre examen.

Résultat : amélioration ; la miction est normale ; presque pas de sensation de brûlure ; l'écoulement devient blanc ; le traitement continue.

Dans un cas d'*urétrite blennorrhagique aiguë grave avec orchite* compliqué de phénomènes locaux, balanoposthite, et troubles généraux inquiétants, tous les symptômes furent rapidement améliorés par l'ARHÉOL, et en quelques semaines la guérison fut complète. Il en a été de même dans l'observation du Dr Vincente VERDUZCO (Famazula), qui a trait à une blennorrhagie déjà ancienne non soignée et accompagnée d'épididymite.

L'action de l'ARHÉOL n'est pas moins favorable dans le *rhumatisme blennorrhagique*, comme le prouvent les nombreuses observations que nous possédons.

Chez les malades atteints de rhumatisme blennorrhagique lombaire, de polyarthrite blennorrhagique, alors que le traitement ordinaire (salicylate de soude, de méthyle, etc.) demeurait infructueux, l'ARHÉOL donne les plus heureux résultats : abaissement de la température, sédation de la douleur, diminution de l'empâtement des articulations, relèvement de l'état général. C'est un cas de ce genre que signale l'observation suivante du Dr CHARPENTIER :

Le jeune L..., âgé de dix-huit ans, a été atteint de rhumatisme polyarticulaire, l'année dernière. Il a gardé le lit trois semaines. Depuis, il a pu reprendre son travail dans une filature de coton. Au mois d'août 1901, il contracte une blennorrhagie qu'il traite par des tisanes émollientes. Au quinzième jour, apparaît une épididymite compliquée de funiculite. L'épididyme et le cordon sont durs, volumineux et excessivement douloureux. L'écoulement, tout d'abord très abondant est un peu diminué depuis l'apparition de ces accidents. Traitement ordinaire de l'orchite.

Malgré cela, les douleurs persistent très vives ; le malade est complètement privé de sommeil.

Au vingtième jour, apparition de douleurs articulaires siégeant aux poignets et au cou-de-pied droit. Il y a du gonflement et de la fièvre.

Je prescris alors l'emploi de capsules d'ARHÉOL à la dose de huit par jour, avec applications d'une solution de salicylate de méthyle *loco dolenti*.

Dès le lendemain, l'amélioration est des plus manifestes. Le malade a pu dormir ; les douleurs sont supportables et l'écoulement a notablement diminué.

Au bout de trois jours l'écoulement a complètement disparu, ainsi que les douleurs articulaires. L'épididyme et le cordon sont encore durs, mais le malade peut se lever et, dès le septième jour du traitement, la guérison peut être considérée comme définitive.

Ainsi l'ARHÉOL réussit aussi bien dans les formes graves que dans les formes légères de l'urétrite. Nous allons voir qu'il ne donne pas de moins beaux résultats dans les *formes subaiguës* qui font, si souvent, le désespoir des malades et des médecins.

III. — *L'ARHÉOL dans l'urétrite blennorrhagique subaiguë de l'homme.* — Tous les témoignages que nous connaissons sont unanimes à établir l'utilité thérapeutique de l'ARHÉOL dans l'urétrite blennorrhagique subaiguë de l'homme. C'est ainsi que chez un malade avec écoulement gonococcique durant depuis un mois, et rebelle aux injections de protargol à 1 p. 10 et à l'administration de capsules de Santal et de cubèbe associé au copahu, six capsules d'ARHÉOL suffirent, comme l'indique le Dr HUBERT, à diminuer notablement l'écoulement, et à le tarir presque complètement à la suite de l'emploi d'un seul flacon de capsules.

Les observations de MM. les Drs TROUVÉ, Courbevoie (Seine) et BARBIER (Paris) ; du Dr ROYER, Colombey-les-Belles (Meurthe-et-Moselle), etc., s'accordent à reconnaître à l'ARHÉOL les mêmes propriétés curatives : arrêt de l'écoulement, guérison de blennorrhées déjà anciennes ou traînantes, soignées préalablement sans résultat par les procédés ordinaires.

IV. — *L'ARHÉOL dans la blennorrhagie aiguë de la femme*

— On sait que, chez la femme, l'inflammation gonococcique aiguë ne reste pas limitée à l'urètre : elle atteint aussi la vulve et le vagin, et, trop souvent, l'utérus. Malgré cette extension, peu favorable au traitement, du processus inflammatoire, l'ARHÉOL donne, ici encore, d'excellents résultats.

Le nommé X..., ouvrier menuisier, en faisant ses adieux à la vie de garçon contracta une blennorrhagie dont il ne se rend pas compte le jour de son mariage aussi communique-t-il aussitôt l'affection à sa femme.

La femme vient me consulter six jours après le coït infectant. L'écoulement a envahi toute la vulve, le canal, le commencement du vagin. La malade éprouve une sensation de gêne, de tension, de brûlure et a de la peine à marcher. On la soumet à l'ARHÉOL en y ajoutant quelques bains de siège pour diminuer la tension de la vulve. Après deux flacons, la guérison est complète.

La *métrite blennorrhagique* est-elle justiciable de l'ARHÉOL ? Oui, si l'on en croit l'observation du Dr SALEMI. Notre confrère a, en effet, guéri par l'ARHÉOL une métrite blennorrhagique aiguë compliquée de cystite chez une jeune femme, âgée de vingt-trois ans, primipare, enceinte de six mois. Tous les troubles s'amendèrent rapidement.

Les observations de M. le Dr CHAPOUTOT, à Buxières-les-Mines (Allier), du Dr HUGUENIN, de Compiègne, ont vraisemblablement trait, elles aussi, à des métrites blennorrhagiques :

J'ai eu l'occasion de prescrire l'ARHÉOL à deux jeunes femmes, récemment mariées, et dont l'une avait eu des pertes sur la nature desquelles je ne puis me prononcer ; l'autre, déjà soignée pour une cystite ancienne. Elles ne se ressentent plus de rien actuellement.

Une dame de trente-cinq ans, atteinte de métrite avec phénomène de cystite, et qui avait été obligée d'abandonner les exercices de bicyclette qu'elle affectionnait, fut rapidement soulagée par l'emploi de deux flacons d'ARHÉOL. Elle put même reprendre presque aussitôt ses promenades à bicyclette.

La *cystite* est assez rare. Précoce, elle atteint le col ; tardive, elle se localise plutôt au corps de la vessie. Ses symptômes et son évolution n'offrent rien de particulier. Et, le seul point intéressant de son histoire, c'est qu'elle est justiciable, elle aussi, de l'ARHÉOL, comme en font foi les très nombreuses observations qui relatent ce point thérapeutique.

Mme X..., à la campagne depuis deux mois, revient à Paris le 25 août. Elle vient me trouver le 1er septembre. Elle se plaint de souffrir depuis deux jours en urinant. Elle éprouve une sensation de cuisson et de pesanteur dans le vagin. Vingt fois par jour, elle urine quelques gouttes et souffre particulièrement à la fin de la miction.

L'épreuve des deux verres montre une urine remplie de filaments, à la fin comme au commencement de la miction. L'examen au spéculum, après toilette soigneuse des lèvres et du vagin au permanganate, semble démontrer l'intégrité du col et des glandes paravaginales. Le pus recueilli décèle le gonocoque.

Donc blennorrhagie du vagin, de l'urètre et cystite.

Après la toilette des lèvres, après l'injection vaginale, je fais un lavage au permanganate de l'urètre, puis de la vessie.

J'ordonne l'ARHÉOL, 9 capsules par jour. Injections vaginales matin et soir. *Dès le lendemain, les douleurs ont disparu.* Après trois jours de traitement externe et interne, je fais suspendre l'ARHÉOL, je continue le traitement externe, les douleurs réapparaissent et ma malade m'exprime son mécontentement de ce que je lui ai fait suspendre ses capsules d'ARHÉOL.

L'ARHÉOL est repris, disparition des douleurs.

Après douze jours, l'écoulement est tari, la malade ne tache plus son linge ; je suspends le traitement externe, mais je fais continuer l'ARHÉOL jusqu'au 22 septembre, date à laquelle je revois ma malade guérie, vaillante, ne souffrant plus, ne présen tant plus trace d'écoulement.

Dr PATRY, Paris.

Mêmes constatations dans les cas des Docteurs MEIGE (Paris), LEDUC, à Tourcoing (Nord), LEROUGE, Wattrelos (Nord), LARCHE, Cornimont, LESIEUR, Montfort-sur-Risle (Eure), GOLDENSTEIN, à Jassy (Roumanie). D'autre part, l'ARHÉOL n'est pas moins indiqué dans la *vulvo-vaginite des petites filles.*

Lucie X..., âgée de huit ans, souffrante depuis sept mois, après avoir été soignée par plusieurs confrères, vint me trouver il y a environ cinq mois.

A l'examen, je reconnus un écoulement vaginal peu abondant, accompagné d'un prurit vulvaire assez intense. Cette affection vulvo-vaginale datait, comme je viens de le dire, de sept mois ; le début même avait été accompagné d'un malaise général et probablement d'une petite élévation de température.

Les ganglions inguinaux n'étaient pas engorgés. L'écoulement, peu abondant, était d'un jaunâtre caractéristique ; l'analyse a révélé des gonocoques, les linges étaient maculés des taches classiques du pus blennorrhagique.

Pendant trois mois, tous les jours, nous avons successivement tenté des lavages, au permanganate de potasse d'abord, puis au sublimé, puis enfin à l'acide picrique en solution étendue. Devant cet insuccès, j'eus alors l'idée d'employer l'ARHÉOL ; en quinze jours, *l'écoulement a totalement disparu,* et la petite fille, revue aujourd'hui, après trois semaines de guérison, est en excellente santé.

Dans les *blennorrhagies de la grossesse,* comme nous le signalions plus haut, l'ARHÉOL donne de très bons résultats. L'observation suivante confirme cette manière de voir ;

Ayant une femme enceinte atteinte de blennorrhagie, j'hésitais à faire des lavages, la grossesse étant avancée. Je lui recommandais de prendre de l'ARHÉOL ; le résultat a été surprenant.

Je crois que ce résultat a un certain intérêt, car il prouve que l'ARHÉOL est sans inconvénient pour les femmes enceintes.

Dr RAPPAPORT, à Braïla (Roumanie).

B. — L'ARHÉOL dans les urétrites chroniques.

L'ARHÉOL donne-t-il, dans les urétrites chroniques, les mêmes résultats que dans les urétrites aiguës ? Ici encore, les faits vont se charger de répondre pour nous.

L'ARHÉOL diminue ou même tarit complètement l'écoulement.
C'est ce que l'on constate pour le malade du Dr MARIDORT : un jeune homme atteint il y a trois ans, d'une urétrite blennorrhagique traitée par des injections au sulfate de zinc, se rétablit au bout de six mois. Un an après, à la suite d'un nouveau rapport avec une femme, il reparaît un léger écoulement, indolore et persistant, traité par les grands lavages au permanganate, disparaissant au bout de deux mois. Dix mois après, réapparition des mêmes phénomènes à la suite d'un rapport. Le malade a d'abord employé les capsules de santal ordinaires, puis les injections au permanganate. Il n'obtint aucun résultat. C'est alors qu'il fait usage des capsules d'ARHÉOL. Au bout de deux jours, *l'écoulement avait presque complètement disparu* ; il ne reste, à l'heure actuelle, qu'une légère humidité.

Les observations suivantes relatent le même fait :

H..., âgé de vingt-deux ans, atteint depuis trois mois de goutte militaire rebelle, suite de blennorrhagie aiguë remontant à six mois avec cystite légère. Je lui ai donné un flacon à 5 capsules par jour ; j'ai associé le camphre et l'essence de térébenthine à l'ARHÉOL. *Guérison complète*, après le flacon, *de la goutte militaire et de la cystite.*

A..., vingt-sept ans, urétrite aiguë remontant à deux mois (3e récidive), et encore en pleine période inflammatoire. Traitement suivant, pendant ces deux mois : 2 grammes de salol, 1 gramme de camphre, lavages au permanganate. Je remplace le permanganate par une injection tous les deux jours de *sublimé* et de lavages journaliers, à l'eau boriquée et le salol par l'ARHÉOL, tout en conservant le camphre. *La guérison a été complète après le deuxième flacon.* L'examen microscopique de la goutte, fait avant le premier flacon donné, a décelé la présence du gonocoque et du staphylocoque. Après le second, il n'y avait plus de goutte, pas même de suintement.

Le Dr LIMET, Val-Saint-Lambert (Belgique) a obtenu la disparition d'écoulements rebelles gonorrhéiques chez plusieurs patients auxquels il a prescrit l'ARHÉOL.

Le Dr BELLEY (Bordeaux) a signalé la guérison radicale d'écoulements anciens blennorrhagiques, en employant l'ARHÉOL uniquement. Le Dr OSARIO GONDINO, Gaya (Portugal) a constaté les mêmes avantages. Les urétrites chroniques très anciennes, datant de plusieurs années même, sont toujours très considérablement soulagées sinon guéries par l'usage de l'ARHÉOL.

L'ARHÉOL guérit les poussées aiguës au cours de l'urétrite chronique. — Dans ce cas, l'ARHÉOL est particulièrement efficace. Les recrudescences d'écoulements anciens qui se produisent si fréquemment, la plupart du temps à l'occasion d'un coït, sont rapidement anéantis par l'usage d'ARHÉOL pendant quelques jours.

L'ARHÉOL est indiqué à toutes les périodes de la maladie. — C'est du moins l'avis qu'expriment de nombreux médecins.

J'ai pu constater, sur plusieurs de nos malades des consultations externes, — porteurs de vieilles blennorrhagies — que l'ARHÉOL *était indiqué dans toutes les périodes*, réussissant dans les complications comme dans la maladie elle-même, et je me félicite de l'avoir prescrit avec succès.

Ici encore nous pourrions multiplier les constatations.

L'ARHÉOL réussit là où les autres médications ont échoué.
Lorsque les urétrites résistent aux instillations, aux lavages, à la dilatation, à l'électrolyse, alors que les balsamiques couramment employées, térébenthine de Venise, Santal, cubèbe, etc., ont échoué, l'ARHÉOL réussit la plupart du temps. C'est ce que rapportent les nombreuses observations, et c'est là un point fort intéressant dans le traitement de ces affections, comme le soulignent très judicieusement entre autres, le Dr TERRAL, Boissyon (Tarn), et le Dr DECLERCQ, de Bruxelles.

L'ARHÉOL ne donne lieu à aucun phénomène d'intoxication. — On pouvait craindre que l'ARHÉOL, administré longtemps à doses élevées, ne finît par fatiguer l'organisme et par déterminer, comme les autres balsamiques, ici des éruptions cutanées, là des troubles gastro-intestinaux : vomissements, coliques, diarrhée ; dans d'autres cas encore, des troubles urinaires : oligurie, albuminerie, douleurs lombaires. L'expérience a démontré qu'il n'en est rien, et qu'aucune substance, peut-être, n'est aussi bien tolérée que l'ARHÉOL.

On ne saurait trop recommander l'ARHÉOL, écrivent la plupart des auteurs, car *son emploi ne donne lieu à aucun trouble dans les organes d'absorption ou d'élimination.*

Toutefois, l'observation la plus démonstrative, à ce sujet, nous paraît être la suivante :

Un malade ayant déjà eu plusieurs blennorrhagies, dont deux ont entraîné des orchites, vient me demander conseil pour une blennorrhagie datant de cinq mois à peu près, et qui occasionne les phénomènes suivants : pas de douleur à la miction, écoulement très minime si le malade suit un régime sérieux sans être sévère et qui consiste seulement à s'abstenir d'alcool et de bière. Obligé de marcher beaucoup, il ne veut pas, malgré ses accidents antérieurs, porter de suspensoir et me déclare qu'il ne saurait se passer de coït, mais que d'un côté, il avait une recrudescence toutes les fois, et presque une reprise de l'état aigu. C'est dans ces conditions très désavantageuses que j'ai essayé l'ARHÉOL. Le traitement a été long, étant données les circonstances où il fallait l'entreprendre et l'indocilité du malade. Mais, après plusieurs alternatives de mieux absolu et de rechutes, mon client a fini par guérir complètement en adjoignant à l'usage de l'ARHÉOL quelques injections au sulfate de zinc et à la résorcine. A aucun moment, il n'a éprouvé de douleurs de reins ou même de malaise stomacal, tandis qu'avec le santal, il était toujours très fatigué. *D'ailleurs, c'est surtout ce qui m'a paru établir nettement la supériorité de l'*ARHÉOL *sur les divers santals, et cette absence de douleurs de reins a été la règle chez tous ceux à qui j'ai conseillé votre produit.*

Dr DELMAS, Bordeaux (Gironde).

L'ARHÉOL réussit aussi bien dans les urétrites chroniques compliquées. — Aussi bien que dans les urétrites aiguës blennorrhagiques où l'ARHÉOL est d'un si précieux secours, comme nous l'avons indiqué plus haut, on le prescrit avec avantage dans les urétrites chroniques compliquées et on en retire les meilleurs effets, suivant le Dr BORDÈRES, Montréjean (Haute-Garonne) ; le Dr MÉNÈZES, etc.

L'ARHÉOL est donc le médicament par excellence des urétrites chroniques. — Le Docteur DE BRIANÇON administre l'ARHÉOL à un malade atteint d'urétrite depuis deux ans et demi ; au bout de quinze jours, de ce traitement, « l'écoulement n'existait pour ainsi dire plus ; une simple goutte blanchâtre de temps à autre apparaissait. »

A un client atteint de blennorrhée chronique qui, chaque fois que l'ARHÉOL l'a remis sur pied, se permet quelques excès pourtant défendus, le médecin prêchait la prudence. A quoi bon, lui fut-il répondu, puisque l'ARHÉOL est là pour me guérir en huit jours? Certes, comme le dit le Dr FORGUES, cette réponse ne manque pas de piquant, mais elle a aussi toute la valeur d'une expérience de laboratoire.

Si l'on parcourt d'ailleurs le volumineux dossier thérapeutique de l'ARHÉOL, on retrouve dans toutes les observations les mêmes témoignages de la part de MM. les Docteurs LANDELLE, Toulouse (Haute-Garonne) ; DUBOIS, Neuilly-l'Évêque (Haute-Marne) ; ALBERT, à Parcé (Sarthe) ; HAMON, Fougerolles-sur-Plessis (Mayenne) ; ROSSELET, Interlaken (Suisse) ; REGNARD, à Rambouillet ; SOGNIES, Nancy (Meurthe-et-Moselle) ; Noël THIERRER. à Jassy (Roumanie) ; MAZUEL, Lyon ; R. DE CONTO, Est-de-Minas (Brésil) ; LA GUICHAOUA, Thenezay (Deux-Sèvres) ; JALAGUIER, Sommières (Gard) ; CLÉMENT, Taverny (Seine-et-Oise) ; DUBRAY, Lodelinsart ; NADAUD, Saint-Barthélémy-de-Bellegarde (Dordogne) ; VIVIER, Angoulême ; DUCLOS, SALEMI, Nice ; MOUSSARON, Canet (Aude). Aussi conçoit-on que M. le Dr GUÉRET ait pu écrire :

L'ARHÉOL est incontestablement le remède le meilleur et le plus efficace des urétrites aiguës ou chroniques.

CHAPITRE III

L'Arhéol dans les Cystites

A. — Cystites aiguës et Arhéol.

Pour la plupart des classiques, les balsamiques doivent être proscrits du traitement de la *cystite aiguë*.

Prises par la bouche, écrit M. Pousson, les substances même les plus réputées dans le traitement des phlegmasies vésicales n'ont qu'une action précaire et peuvent même devenir nuisibles.. Aussi, doit-on en user avec précaution et modération, sous peine de voir s'aggraver chez quelques malades les phénomènes congestifs du côté de la vessie. C'est ainsi que les balsamiques à hautes doses sont contre-indiqués dans les cystites aiguës et dans les poussées aiguës qui surviennent au cours des cystites chroniques.

Certains auteurs, et non des moindres (Fournier, Balzer), en ont appelé de cette rigoureuse condamnation.

La clinique leur donne raison. Elle montre, en effet, que dans la plupart des cystites aiguës, l'Arhéol peut, lorsqu'il est prudemment manié, donner les meilleurs résultats.

L'ARHÉOL est indiqué dès le début de la cystite. — C'est ce dont témoignent les deux observations suivantes :

Première observation. — M. X..., trente ans, préparateur en pharmacie, présente un écoulement dont l'examen microscopique décèle des gonocoques intracellulaires au cinquième jour d'un coït infectant. Une injection astringente avait été tentée au quatrième jour par le malade qui avait ainsi maladroitement infecté son urètre postérieur et sa vessie. Il présentait des phénomènes de cystite, ses occupations l'empêchaient de subir un traitement local, il est mis à l'Arhéol, 12 capsules par jour : 4 le matin, 4 à midi, 4 le soir.

Six jours après le début du traitement, *les phénomènes de cystite ont disparu*, l'écoulement est séro-purulent et très diminué. Vingt-cinq jours ont passé, le malade suit toujours le traitement de l'Arhéol. Son écoulement a disparu. Par prudence, on continue 6 capsules par jour encore pendant dix jours. Puis tout est suspendu.

L'écoulement n'a plus reparu après l'épreuve de la bière.

Deuxième observation. — M. X..., cinquante-quatre ans, employé de banque, vient à nous dix jours après le coït infectant. Écoulement franchement purulent. Turgescence de la verge. Cowpérite formant tumeur rétro-scrotale qui d'elle-même se fait jour au niveau du raphé, le lendemain de notre visite. Les mictions sont pénibles en raison de la tumeur qui fait évidemment saillie et obture en partie l'urètre ; elles sont, de plus, fort douloureuses, et l'état de la verge en érection presque constante ne laisse aucun repos au malade.

Les bains de siège, les compresses humides chaudes amènent avec les lavages permanganatés au 1 /10.000 une légère sédation. Mais la douleur persiste.

L'ARHÉOL est ordonné à raison de 12 capsules par jour : 4 le matin, 4 à midi, 4 le soir. *Dans les douze heures qui suivent la première absorption du médicament, le malade éprouve un soulagement considérable*, les mictions se font sans douleur, l'état congestif de la verge laisse du repos. Enfin, la médication concomitante ramène tout en ordre en quelques semaines ; mais le mal a pu être pris en patience par le malade grâce à l'ARHÉOL qui a mis un terme à ses souffrances.

L'ARHÉOL atténue les symptômes fonctionnels des cystites aiguës.

Il diminue les phénomènes douloureux. — L'ARHÉOL apaise la douleur de la cystite rapidement. Fréquemment, en moins de vingt-quatre heures, les douleurs souvent même très vives, disparaissent complètement. On pourrait en citer de très nombreux exemples :

Tels sont parmi beaucoup d'autres les cas du Dr Carlo RAVASINI (Trieste) :

J'ai constaté une amélioration remarquable dans certains cas de cystite d'origine blennorrhagique. Ainsi, j'ai soigné un homme de cinquante-neuf ans, commerçant de Dalmatie, qui était obligé d'uriner tous les instants *avec de grandes douleurs, qui dormit la nuit mieux qu'il ne l'avait jamais fait* lorsqu'il eut pris des capsules d'ARHÉOL.

Du Dr CLAIREAUX (Bourges) :

J'ai guéri, grâce à l'ARHÉOL, une femme de soixante-quinze ans, qui présentait des symptômes de *cystite aiguë.*

Presque immédiatement, les douleurs très vives ont cessé, les urines se sont éclaircies et les mictions sont devenues moins fréquentes.

La guérison obtenue en deux ou trois jours s'est maintenue.

M. le Dr LEDUC, à Tourcoing (Nord), a essayé l'ARHÉOL chez une jeune femme atteinte de cystite avec des envies incessantes d'uriner et des *douleurs intolérables.*

Au moment où j'ai commencé à lui donner 10 capsules d'ARHÉOL par jour, il y avait déjà, il faut le dire, une petite amélioration. Mais cette amélioration s'est accentuée dès le second jour du traitement par l'ARHÉOL ; les envies d'uriner sont moins fréquentes, *les douleurs n'existent presque plus* et les urines se sont notablement clarifiées.

Le premier cas que j'ai traité, nous écrit le Dr GANYAIRE, à Cabrerets (Lot), concernant une cystite du col, sans apparence de gonococcie, simplement douloureuse, contre laquelle avaient échoué, jusque-là, l'essence de térébenthine, le santal, les feuilles d'eucalyptus et bourgeons de pin, employés depuis six mois, *un seul flacon de capsules d'ARHÉOL a brusquement achevé la guérison et a supprimé la dysurie.*

L'ARHÉOL diminue la fréquence des mictions. — Voici à ce sujet une observation typique :

P. B., vingt-sept ans, tailleur. — A contracté, pour la première fois, une blennorrhagie le 2 octobre. Incubation très courte. Deux jours après le coït, écoulement blanchâtre, épais, assez abondant, tachant le linge. Mictions pénibles, vives douleurs aux aines et dans la vessie.

Malgré ses souffrances, le malade persiste dans ses occupations ; je lui ordonne de la tisane additionnée de bicarbonate de soude et des lavages au permanganate à 1/4.000 qu'il ne peut supporter. Au bout de quatre jours, l'écoulement augmente et devient verdâtre ; sans causes appréciables vient s'adjoindre une cystite aiguë absolument typique et des plus intenses. Le besoin d'uriner qui se fait sentir à peu près tous les quarts d'heure est d'une exécution presque impossible : après des efforts très douloureux, cinq ou six gouttes peuvent à peine franchir le premier sphincter. Dans l'intervalle des mictions, surtout la nuit, les souffrances sont atroces, au point de m'obliger d'employer, à deux reprises, une solution de cocaïne en injections hypodermiques.

A la fin de chaque miction, viennent deux ou trois gouttelettes de sang pur. Les urines conservées dans un bocal sont troubles, sanguinolentes, avec de nombreux filaments. Le microscope révèle de nombreux gonocoques.

J'ordonne le repos au lit, le régime presque exclusivement lacté et 12 capsules de térébenthine par jour. La cystite diminue, les douleurs de la miction cessent. *A peine une quinzaine de mictions dans les vingt-quatre heures,* mais l'écoulement verdâtre reparaît de plus belle ; je reçois vers cette époque, le 10 octobre, un flacon d'ARHÉOL que j'offre à mon malade en lui ordonnant 12 capsules par jour. Je lui conseille aussi des lavages au sulfate de zinc, mais le contact du liquide sur les parois du canal provoque des syncopes à plusieurs reprises. Forcé d'y renoncer, je tente l'expérience avec l'ARHÉOL seul.

Deux jours après, amélioration, la miction est normale et presque sans sensation de brûlure; l'écoulement devient blanc et très léger. Deux nouveaux flacons d'ARHÉOL et l'on ne voit plus qu'une goutte le matin. Le malade reprend son travail, la gaieté et l'appétit qui avaient cessé reviennent. Le microscope révèle moins de gonocoques et je compte avoir sous peu la guérison à vous annoncer.

Je dois attribuer cette notable amélioration au seul emploi de ce principe actif de l'essence de santal qu'est l'ARHÉOL.

L'ARHÉOL atténue la pyurie. — Sous l'influence de l'ARHÉOL, les urines deviennent assez rapidement claires. La constatation de ce fait est fréquent et donne à l'ARHÉOL un avantage nouveau parmi les très nombreux qu'il possède déjà, comme l'ont constaté plus particulièrement les Drs LELIÈVRE (Angers), et LEBAILLY (La Haye-Pesnel).

L'ARHÉOL exerce une influence favorable sur le symptôme hématurie. — M. le Dr DAVID, à Seilhac (Corrèze) a fait prendre l'ARHÉOL à la dose de deux capsules trois fois par jour à une femme enceinte atteinte de cystite aiguë hémorragique ; dès le deuxième jour, on constatait un mieux très sensible et, au cinquième, tous les accidents avaient disparu. Deux jours après la suspension du traitement, les urines étaient normales.

Cette action de l'ARHÉOL dans l'hématurie a été maintes fois constatée, au bout de quelques jours de traitement, à la dose moyenne de 6 capsules par jour ; les symptômes disparaissent et tout rentre dans l'état normal (Dr BÉNETEAU, Saint-Amand-en-Puisaye ; Dr SALVY, Marseille, etc.).

L'ARHÉOL réussit dans toutes les formes de cystite aiguë. — C'est là un fait unanimement constaté depuis que l'ARHÉOL est entré dans la thérapeutique usuelle ; on pourrait presque dire que c'est là la caractéristique classique du premier effet physiologique de l'ARHÉOL. Quelle que soit la forme de la cystite, son action est toujours certaine, bien qu'à des degrés divers.

Dans le cas du D^r Ch. CASTANET, Montesquieu-Volvestre, il s'agissait de *phénomènes vésicaux aigus chez un sujet présentant de la tuberculose de la prostate.*

M. P., vingt-six ans, agriculteur. Pas d'antécédents héréditaires ; personnels : chloroanémique.

P., invité à une fête de famille, fait une vingtaine de kilomètres à pied, sous la pluie, en région accidentée, puis deux jours d'excès de table, et constate, dès le second jour, qu'il est obligé d'aller uriner plus souvent, que la miction est douloureuse. La fête terminée, il refait à pied les 20 kilomètres de retour, et vient me voir avant de rentrer chez lui. La fatigue de cette dernière marche semble, dit-il, avoir augmenté l'intensité des douleurs ; il redoute d'être obligé d'uriner, car il souffre maintenant dès avant la miction, pendant et à la fin ; il accuse en outre une forte douleur anale.

L'examen des reins ne révèle cliniquement rien d'appréciable ; au toucher rectal, je trouve une prostate grosse, bosselée, un peu douloureuse ; à l'épididyme, quelques noyaux indurés.

L'auscultation ne révèle pas de lésions appréciables de tuberculose pulmonaire.

L'apparition de ces accidents aigus, chez cet homme, porteur selon toute évidence de lésions tuberculeuses de la prostate et de l'épididyme, résultait des excès auxquels il venait de se livrer.

Nous prescrivons : régime lacté, boissons rafraîchissantes, bains de siège et ARHÉOL, 4 capsules par jour, pendant huit jours. Au quinzième jour, la douleur n'existait plus, la fréquence nocturne persistait encore, mais atténuée. Après deux mois de traitement pendant lesquels cet homme prenait des capsules par périodes de huit jours, avec repos de huit jours, tous les symptômes ont disparu. Il y a huit mois que cet homme n'a pas eu de crises ; il a soin de prendre 3 ou 4 capsules d'ARHÉOL pendant trois ou quatre jours, chaque fois qu'il a le pressentiment qu'une crise pourrait éclater à la suite d'un excès de fatigue, mais il n'y a jamais eu de récidive.

L'ARHÉOL n'est pas moins indiqué dans les *cystites aiguës d'origine blennorrhagique.*

M. le Dr BOUSQUET, à La Bédoule, ancien interne des hôpitaux, lauréat de la Faculté de Montpellier, rapporte l'observation suivante :

Dernièrement, j'ai encore eu un beau succès avec l'ARHÉOL prescrit à la dose de 10 capsules par jour, chez une jeune épousée qui souffrait d'une *cystite* à gonocoques avec pollakiurie et mictions très douloureuses.

La sédation des douleurs et la diminution du nombre des mictions a été très nette au quatrième jour du traitement.

Mêmes résultats favorables dans l'observation suivante :

Sujet de quarante ans, atteint de blennorrhagie depuis trois semaines, ayant pris copahu et cubèbe sans résultats appréciables, écoulement abondant, accidents de cystite du col ; 10 capsules d'ARHÉOL. La nuit suivante est bonne; le malade n'est pas réveillé une seule fois par le besoin d'uriner ; le lendemain, l'écoulement a presque complètement disparu. Reparaît peu abondant les jours suivants; mictions moins fréquentes et indolores. Au bout de quinze jours, mictions normales, écoulement complètement disparu ; depuis lors le malade reste guéri.

L'ARHÉOL ne réussit pas moins dans les *cystites aiguës blennorrhagiques du col.* C'est ce que prouve l'observation du Dr C. RAVASINI, Trieste :

Un jeune officier vint chez moi avec de la cystite aiguë et un écoulement jaunâtre de l'urètre ; miction douloureuse tous les quarts d'heure ; les deux portions de l'urine très troubles. Je prescrivis 6 capsules d'ARHÉOL, diète et repos. Je revis le malade après trois jours, n'ayant plus de cystite, la deuxième portion de l'urine devenue claire et l'écoulement de l'urètre diminué. Je portai la dose d'ARHÉOL à 9, et, plus tard, à 12 capsules par jour, et j'obtins la *guérison définitive* après trois semaines ; dans les derniers jours, je fis quelques légères injections au permanganate de potasse. Le traitement ne donna lieu à aucun des accidents ordinaires de l'essence de Santal. La guérison subsiste encore aujourd'hui, quatre mois après la fin du traitement.

C'est vraisemblablement de cystite blennorrhagique qu'il s'agit encore dans le cas suivant :

Mme D..., quarante-trois ans. Anémie profonde, métrite ancienne. Actuellement, vaginite et urétrite compliquées de cystite aiguë qui lui enlève tout repos. Je conseille les lavages au permanganate, des injections chaudes et un flacon d'ARHÉOL. A ma troisième visite, Mme D... se considère comme guérie. Elle veut se lever. Elle n'a pas eu envie d'uriner de toute la nuit dernière. N'a pas fini son flacon.

Dr MEIGE, Boulogne-sur-Seine (Seine).

L'ARHÉOL ne réussit pas moins dans les cas de *cystite a frigore* et de *cystite calculeuse*.

Chez une femme de soixante-dix ans, atteinte de mal de Bright depuis vingt ans, ayant subi une taille hypogastrique pour un calcul volumineux, de la grosseur d'un œuf de poule, subsistait une *cystite calculeuse* intense, malgré l'opération. L'administration de l'ARHÉOL, malgré le mal de Bright, a guéri complètement la malade, sans exercer aucune influence fâcheuse sur son état brightique.

Dr BARTHEZ, de Péniora.

Dans le cas du Dr F. SECO, Madrid, il s'agissait de *cystite d'origine médullaire*.

H. I., vingt-deux ans, sans antécédents blennorrhagiques, souffre d'un traumatisme médullaire qui donne pour résultat des phénomènes de rétention urinaire qui exigent le cathétérisme pour l'évacuation de l'urine et de la vessie.

Les soins aseptiques furent ce qu'ils sont en général, presque nuls ; rapidement se déclara une cystite avec tous ses symptômes, mictions fréquentes et douloureuses, pollakiurie, urines purulentes teintées de sang, filaments, caillots sanguins, et surtout un sédiment considérable de fibrine entremêlé de globules de pus et cellules épithéliales détachées du revêtement muqueux vésical. Devant un diagnostic si évident de cystite, on aurait pu employer les classiques lavements de vessie, connus par tout le monde, mais ce traitement, étant de difficile exécution pour les circonstances que le cas comportait, je dus avoir recours à la médication balsamique qui jouit d'une antique réputation dans ces affections. Je décidai de faire prendre au malade 8 capsules de Santal, ce qu'il fit pendant quelques jours, sans que je pusse observer le résultat le plus minime, quand, par hasard, se trouva entre mes mains un flacon d'ARHÉOL préparé par la maison P. ASTIER, si connue par le corps médical, qu'il est inutile que j'en fasse la présentation.

Je lus à diverses reprises les attestations de quelques confrères certifiant des guérisons obtenues par ce médicament pour des cas semblables à celui dont je m'occupais. Quelques années auparavant, j'avais utilisé ce produit sur des malades atteints d'urétrite et de cystite sans avoir reconnu de résultats bien évidents, aussi l'on comprendra le peu d'empressement que je mettais à entreprendre un traitement avec ce nouveau balsamique.

Ayant présent à la mémoire le vieil adage qui dit : *Primum non nocere*, je procédai à l'administration de l'ARHÉOL, et je ne crois pas cette citation déplacée, quand il s'agit des effets physiologiques des balsamiques ; personne n'ignore la fréquence avec laquelle se produisent de fortes douleurs dans l'élimination par le rein ; quoique son administration soit faite à la dose que conseillent les praticiens, il faut tenir compte de l'incontestable susceptibilité de certains individus pour tolérer ces préparations.

Ceci dit, j'ordonnai 6 capsules d'ARHÉOL à prendre dans les vingt-quatre heures (c'est exactement la moitié de la dose que recommande l'étiquette du flacon), la quantité de 10 à 12 capsules par jour me paraissant excessive. Durant le temps que ce malade prit ce produit, il ne fut soumis à aucun régime spécial, ce qui donne un relief extraordinaire à la thérapeutique employée. Les effets ont été si rapides et si manifestes que, ne les espérant pas, ma surprise n'en a été que plus grande. Dans les premières quarante-huit heures du traitement, la douleur cessa, les mictions s'espacèrent, les caillots sanguins furent supprimés, l'urine s'éclaircit et le dépôt de fibrine s'amoindrit. Cinq jours après, la miction et les propriétés de l'urine étaient absolument normales au point de vue physiologique. La quantité de capsules d'ARHÉOL absorbées par le malade pendant le temps où il fut soumis à ce traitement, a été celle contenue dans un flacon. Je dois faire constater qu'il n'a pas subi la plus petite gêne pendant l'usage de ce produit et que les effets ont persisté pendant longtemps.

Donc, la quantité prise pour assurer cette guérison sans crainte de récidive a été minime, mais ce qui est merveilleux, ce sont les effets surprenants obtenus avec une si petite dose et, certainement, il aurait été impossible d'avoir les mêmes avec d'autres agents d'un caractère semblable ; cette médication est donc tout à fait séduisante pour les cas similaires à celui dont j'ai parlé.

Quoique ennemi de prodiguer des louanges à toutes les préparations qui envahissent le commerce, je rends un culte aux faits, j'accomplis un devoir en proclamant l'efficacité de l'ARHÉOL dans les cas de cystite, en diminuant, s'il le faut, la dose indiquée sur le flacon, en cherchant toujours autant que possible à remplir les indications que chaque cas comporte, mettant en première ligne les méthodes ordinaires du traitement (lavements vésicaux, instillations, etc.), sans préjudice de l'administration par la voie gastrique de cette préparation de préférence aux produits similaires.

L'ARHÉOL exerce une influence heureuse sur la marche générale de la maladie. — Ainsi, l'ARHÉOL calme les douleurs, diminue la fréquence et modifie la pyurie dans les cas de cystite aiguë. Tous les médecins qui l'ont prescrit ont fait l'éloge de ce médicament, et en dehors des observations fort nombreuses que nous avons citées, l'heureuse influence qu'il exerce sur la marche générale de la cystite aiguë a été très fréquemment l'objet de commentaires flatteurs sur la pureté et la garantie de ce produit. C'est tout au moins l'opinion de très nombreux médecins, parmi lesquels les Drs LEBOULLY, BOURGUELLE (Cambrai); BOUTROIS, La Combe, etc.

L'ARHÉOL, à lui seul, suffit à assurer la guérison.— C'est ce qui ressort de l'observation suivante, due au Docteur C. KOUTSORODJ, Tsagarasa (Volo).

J'ai fait prendre vos perles d'ARHÉOL à une femme atteinte de *cystite aiguë* avec incontinence absolue d'urine. Elle s'est trouvée guérie à l'aide d'un seul flacon d'ARHÉOL, sans faire usage d'autre médicament.

B. — Cystites chroniques.

La cystite chronique se caractérise, ainsi qu'on sait, par trois symptômes fondamentaux : *douleurs, troubles de la miction, modifications de l'urine* ; elle se caractérise encore par son évolution longue, et souvent indéfinie, par sa résistance extrême à toute thérapeutique.

Ces quelques données étant rappelées, comment agit l'ARHÉOL, dans les cystites chroniques? Voici ce que l'on peut conclure du dépouillement de *plusieurs centaines* d'observations :

L'ARHÉOL améliore les douleurs de la cystite chronique. — Dans le cas du Docteur LETHEULE, Angers, (octobre 1909), il s'agissait d'une *cystite chronique* de cause inconnue, et dont les symptômes fonctionnels s'améliorèrent grandement sous l'influence de l'ARHÉOL

J'ai soigné par l'ARHÉOL un jeune homme qui avait été vu par divers médecins L'un lui trouvait un rein malade, nécessitant une opération, un autre le traitait par la diète. D'autres enfin abusèrent de la sonde. .

Aucun changement avantageux ne fut apporté à la santé du malade qui se désespérait et allait s'affaiblissant. Le malade n'éprouvait pas de difficultés à uriner, mais souffrait à la fin de chaque miction. Son urine claire en le sondant, laissait déposer par refroidissement beaucoup de matières blanches, glaireuses, gluantes. Le malade souffrait aussi de l'aine et du côté droit et, quand il changeait de position, il éprouvait de violentes coliques.

Il y avait trois mois qu'il souffrait quand je le vis. Je le mis immédiatement à un régime plus substantiel, usage de vin coupé d'eau, viandes, et lui administrai des capsules d'ARHÉOL; il les prit à la dose de 6 par jour, puis de 8 et de 10.

Elles ont fait merveille, et ceux qui ont vu le malade sont stupéfaits de le voir ne plus avoir *aucune souffrance* après deux flacons et la force et la santé lui revenir en même temps. C'est à vos excellentes capsules d'ARHÉOL que le malade doit sa guérison.

Mêmes résultats ont été notés par MM. les Drs LEROUGE, Wattrelos (Nord) ; L. CAMUS, Avesnes-le-Comte ; L. ACHARD, St -Germain-sur-l'Ille; ANDRIEU, Auvillars (Tarn-et-Garonne); TERRAL, Boissezon (Tarn); MEIGE, Boulogne-sur-Seine (Seine); LESIEUR, Montfort-sur-Risle.

L'ARHÉOL exerce une influence favorable sur les troubles de la miction. — L'observation suivante concernant un malade atteint d'une cystite vieille de trois ans contre laquelle les médicaments classiques avaient radicalement échoué, est particulièrment instructive. Cette cystite se caractérisait surtout par de la fréquence des mictions. L'administration d'ARHÉOL atténua, en *quelques heures,* ce symptôme si pénible :

Atteint depuis trois ans d'une cystite chronique du col, et aucun médicament ne m'ayant jusqu'ici réussi (excepté les eaux de Contrexéville, pendant les vingt jours que j'y restais) j'ai fini par essayer, sans grande confiance, je vous l'avoue, votre échantillon d'ARHÉOL que j'avais déjà depuis plus d'un mois dans mon armoire. C'est samedi dernier que, obligé d'uriner trop souvent, et quelquefois par séries, de cinq en cinq minutes, je me suis décidé à prendre 2 capsules avant dîner, et le dimanche 6 dans ma journée.

Dès l'après-midi du dimanche, *amélioration prodigieuse,* j'ai uriné seulement trois fois jusqu'à onze heures (où je me suis couché), et sans irritation des voies urinaires, tandis que, avant, il y en avait toujours. C'était trop beau, je me demandais si l'effet se maintiendrait, j'ai pris depuis seulement 5 capsules par jour et l'amélioration se maintient ; je dois vous prévenir qu'aussi je suis un régime des plus rigoureux : ni vin, ni liqueur, ni café, ni épices ou condiments, sauf du sel.

Plus brefs, mais non moins explicites, sont les témoignages des Drs RECORD et BRUNIER, Marseille.

Ces diverses observations ont, en effet, trait à des cystites chroniques chez des vieillards de soixante et quatre-vingt-deux ans. Dans tous les cas, une amélioration inattendue s'est déclarée dès les premiers jours de l'administration de l'ARHÉOL : les urines redeviennent claires, le ténesme vésical disparaît, les mictions au préalable très fréquentes, jour et nuit, ont diminué de plus de moitié et sont devenues faciles.

L'ARHÉOL atténue ou fait disparaître la pyurie, comme en témoignent les faits suivants. Dans les cas de cystite purulente, datant souvent même de plusieurs mois, sans, la plupart du temps, modifier en aucune façon le régime, l'administration d'ARHÉOL suffit à faire disparaître rapidement la pyurie. Le résultat est souvent tel que les malades se considèrent comme complètement guéris, c'est tout au moins la conclusion des observations des Drs GEORGET, Ahuillé; LUPUS, Bucarest ; RACORD, Vélines.

Mêmes constatations dans les cas des Drs MOURLION, de Montévrain (Seine-et-Marne), CAUQUIL, Araga, Haut-Sébaou, OLIVIER, Vens (Sarthe), VIGNES, Châteaurenard (Bouches-du-Rhône).

L'ARHÉOL améliore simultanément tous les symptômes de la cystite. — Il serait possible de citer ici un très grand nombre d'observations. On a pu voir dans les paragraphes précédents déjà combien l'amélioration provoquée par l'ARHÉOL s'établissait aussi bien sur tous les symptômes de la cystite et non pas seulement sur un seul, il serait peut-être superflu d'insister sur ce point. Toutefois, il n'est peut-être pas inutile de signaler ici l'action de l'ARHÉOL sur la fétidité des urines. Une observation du Dr DEZOTTEUX est tout à fait instructive à ce sujet ; elle montre en effet que, chez un vieillard de 64 ans atteint de cystite avec urines fétides, non seulement l'amélioration des symptômes de la cystite fut très rapide, mais simultanément la fétidité des urines disparut et, au bout de trois jours de traitement, il n'y avait plus à en tenir compte.

L'action de l'ARHÉOL est souvent très rapide. — A maintes reprises, dans cette étude, nous avons signalé la rapidité d'absorption et d'action de l'ARHÉOL. Il en est de même dans le traitement des cystites chroniques avec cet agent thérapeutique. Le résultat que l'on obtient est toujours fort rapide et dépasse de loin l'effet obtenu par les médications classiques variées qu'il est d'usage de prescrire dans ces cas.

L'ARHÉOL donne des améliorations telles quelles peuvent être considérées comme des guérisons. — Voici, à ce sujet, une curieuse attestation du Dr ALBERT, à Parcé.

Mon malade était atteint d'une cystite chronique datant de six à sept ans ; il pissait littéralement du pus et était atteint en même temps d'une inflammation de la prostate avec poussées aiguës intermittentes qui le faisaient souffrir. Nous lui donnons de vos capsules. Il n'avait guère absorbé que la moitié d'un premier flacon quand il vint nous trouver en nous disant : « Monsieur, je suis guéri ! » et il exultait. Sa guérison n'était cependant qu'apparente, nous dûmes le mettre en garde contre lui-même, et nous lui fîmes continuer le traitement et prendre deux flacons de votre produit. Eh bien ! Monsieur, aujourd'hui, nous pouvons affirmer que, si ce malade n'est pas complètement guéri au point de vue bactériologique et microscopique, il l'est au point de vue symptomatologique et clinique. Lui-même affirme et le dit hautement, et il glorifie à la fois les capsules d'ARHÉOL et le praticien qui les lui a données.

L'ARHÉOL procure parfois des guérisons définitives.

Comme l'ont signalé de nombreux médecins, dans quelques circonstances, au dire du Dr J. ARNAUD, Ste-Croix, la guérison de certaines cystites chroniques peut être qualifiée merveilleuse.

L'ARHÉOL réussit là où les autres médications ont échoué. — L'observation suivante du D^r Ch. FRENOT, Mirecourt (Vosges) en est la preuve :

X..., personne âgée de soixante-dix-huit ans, est atteinte depuis nombre d'années d'une cystite chronique rebelle jusqu'ici à toutes les méthodes de traitement. Les moyens employés naguère, cataplasmes sédatifs, bains de siège émollients, lavements laudanisés, ne lui procuraient qu'une amélioration légère et fugace. La médication interne, sirop de stigmates de maïs, préparations diverses à base de santal, semblait plus active ; malheureusement, l'estomac délabré de la malade ne lui en permettait pas un usage assez prolongé.

Les perles d'ARHÉOL, à la dose de 6 par jour seulement, 3 au début des deux principaux repas, ont été parfaitement tolérées par les organes digestifs. Au bout de deux à trois jours de ce traitement et à l'exclusion systématique de tout autre médicament, le catarrhe vésical présentait un amendement notable, qui n'a fait que s'accentuer davantage par la suite. Les urines sont devenues limpides, la miction a lieu sans douleur, le ténesme et les épreintes ont totalement disparu. Depuis un mois environ, ce résultat favorable se maintient intégralement.

Citons aussi les lettres des Drs LEROUX, Marche (Belgique), FOUTRY, Masnières (Nord), etc., etc.

L'ARHÉOL est toujours bien toléré, malgré la longueur du traitement. — Nous avons montré à plusieurs reprises déjà la tolérance parfaite de l'organisme pour l'ARHÉOL dans les cas d'urétrites ; cette tolérance demeure la même quand l'ARHÉOL, comme ceci a lieu dans le traitement des cystites chroniques, doit être continué longtemps. Les malades n'éprouvent à aucun moment de douleurs de rein, ni troubles de l'estomac, comme le signale le Dr TRONCHÈRE, Langeac ; parfois même, suivant l'avis du Dr CROS, Conques-sur-Orbiel, ils prétendent avoir plus d'appétit.

L'ARHÉOL est indiqué dans toutes les formes de cystite chronique.

Dans la *cystite du col*, l'ARHÉOL, fait merveille, comme le prouvent les observations journalières.

De l'avis de nombreux médecins, son action dans les cystites du col est trop marquée pour qu'on puisse se passer de cet agent. Tous les malades chez lesquels il a été expérimenté se plaisent à lui reconnaître, à juste titre, la première place parmi les balsamiques. Les nombreuses observations recueillies montrent le merveilleux effet qu'il produit sur les malades atteints de cystite du col, et cela de façon unanime.

Dans la *cystite chronique consécutive à l'hypertrophie de la prostate*, on ne compte plus les succès de l'ARHÉOL.

L'ARHÉOL est un précieux agent non seulement contre la blennorrhagie, blennorrhée, etc., mais encore contre la *cystite chronique* des vieillards, provoquée soit par une prostate hypertrophiée, en mauvais état, soit par la rétention d'urine, après miction incomplète.

L'ARHÉOL, à faible dose, écrit le Dr BONNAL, Arcachon, assainit vessie et prostate, prévient ou combat l'état infectieux, tonifie le muscle vésical et évite autant que possible, suivant les sujets, l'usage de la sonde toujours féconde en maléfices.

Observation de cytiste chez un prostatique. — M. X..., officier en retraite, âgé de soixante-quinze ans, nous fait appeler au milieu de la nuit parce que depuis trente heures, il n'a pas pu uriner. A l'examen, le malade présente une température de 38°3, la langue est noire, il présente une prostate grosse, molle, les deux lobes latéraux viennent bomber dans le rectum. Il ne peut pas uriner depuis plusieurs mois, d'ailleurs il a de la pollakiurie et des urines troubles il ne vide évidemment jamais sa vessie et éprouve de grosses douleurs au niveau du sphincter à chaque miction. Nous introduisons assez facilement d'ailleurs une sonde béquille n° 20, nous mettons sa vessie en vidange, c'est-à-dire que nous n'en extrayons que 250 grammes d'une urine sale, que nous remplaçons par autant de sérum physiologique tiède. Nous maintenons la sonde à demeure et l'obturons avec un fosset pour éviter l'évacuation trop rapide de la vessie qui pourrait entraîner une hémorragie vésicale. Nous ordonnons au malade 6 capsules d'ARHÉOL par jour et lui faisons une injection de 2 cc. d'huile camphrée sous la peau. Le lendemain, nous évacuons en presque totalité le contenu de la vessie et le remplaçons encore par 400 grammes de sérum physiologique tiède. On continue l'ARHÉOL et l'huile camphrée. Le surlendemain, la vessie est vidée, complètement lavée au nitrate d'argent à 1 /2.000 dont on laisse 40 cc. dans la vessie et la sonde est enlevée. Pendant quelques jours, on fait des lavages nitratés de la vessie pour essayer de lui rendre sa tonicité et pour effectuer la désinfection vésicale. Le malade est maintenu à l'ARHÉOL (6 capsules par jour), et aujourd'hui un an s'est écoulé depuis la crise de rétention ; le malade, grâce à l'ARHÉOL, peut se sonder sans en éprouver de douleurs, la fréquence a diminué et surtout l'impériosité de la miction est disparue. Cette amélioration est bien due à l'ARHÉOL, car pendant les vacances, le malade, s'étant trouvé à la campagne quelques jours sans ARHÉOL, a vu réapparaître l'impétuosité des mictions et la douleur au sondage bi-quotidien.

2e Observation. — Mme X..., soixante-cinq ans, se plaint de douleur à la miction et surtout à la fin de la miction et dans les minutes qui suivent. Les urines sont claires comme de l'eau de roche à l'émission et ne se troublent que légèrement par le refroidissement. Il n'y a donc pas infection urétrale ou vésicale. Quelle peut bien être la cause de ces mictions si douloureuses? Malgré la répugnance de la malade, nous la décidons à un examen local. Nous découvrons alors, sur l'orifice externe du méat un polype de l'urètre gros comme un pois, pédiculé, siégeant sur la face postérieure de la muqueuse. Nous en faisons part à la malade, à laquelle nous proposons l'ablation de la petite tumeur. Elle s'y oppose ; nous l'engageons alors à prendre des bains de siège fréquents, mais les mictions restent douloureuses. Nous prescrivons alors l'ARHÉOL, qui, dans ce cas encore, fait disparaître les douleurs de la miction. L'effet continue à se faire sentir et notre cliente préfère continuer à absorber régulièrement de l'ARHÉOL plutôt que de se faire extirper ce petit polype qui serait pourtant bien simple à enlever.

Ces observations mettraient en évidence, si cela n'était aujourd'hui un fait bien connu, que l'ARHÉOL est vraiment le médicament de choix dans toutes les affections douloureuses de l'appareil urinaire.

Nous pourrions encore citer les cas des Drs GAILLARD, l'Albane (Isère) ; ANDRIEU, Auvillars (Tarn-et-Garonne) ; DENIS, Saint-Martin-du-Puy (Nièvre) ; Al. CHAVANNES, Paris.

L'ARHÉOL est encore indiqué dans les *cystites compliquées d'hémorragies*. Voici, à ce sujet, quelques cas probants.

Du Dr A. MAHAUT, Lépanges :

Il y a près de six mois un indigent, âgé de quarante-deux ans, se soigne de lui-même d'une blennorrhagie à l'aide d'injections au permanganate de potasse et, au bout de dix jours, il se trouve atteint de cystite très douloureuse compliquée d'*hématurie abondante*.

Je lui remets deux flacons d'ARHÉOL, sans autre médication, la guérison de la cystite et de la blennorrhagie a été parfaite.

J'ai été très heureux du résultat qu'il m'eût été difficile d'obtenir autrement, étant donné la condition et l'éloignement du malade.

Ajoutons les cas analogues des Dʳˢ LECOMPTE, Fresne; WOEVRE (Belgique) et SAUVE, Saint-Ouen-les-Tours (Mayenne).

La cystite succédant à une *intoxication cantharidienne,* comme le signale le Dʳ PEYRONNIE peut être considérablement soulagée, sinon guérie, par l'ARHÉOL, témoin l'observation suivante :

Le malade avait été traité, il y a quatre ans, d'une pleurésie, au moyen de vési-catoires, qu'on lui avait posé successivement au nombre de quatre. Il guérit de sa pleurésie, mais eut à la suite une rétention d'urine, puis une cystite aiguë. Depuis quatre ans, il n'avait cessé d'uriner du pus et du sang, malgré qu'on eût essayé térébenthine, santal, etc... Il vint me trouver et je lui administrai un flacon d'ARHÉOL, puis deux autres. Au bout du troisième, son urine était redevenue limpide, et il ne souffrait plus, sauf cependant d'une certaine pesanteur dans les reins qui a disparu en peu de temps.

Voici maintenant un cas, auquel nous pourrions adjoindre celui du Dʳ SOULE, de Pointis-de-Rivière (Gironde), de *cystite chronique traumatique.* L'observation nous en a été remise par le Docteur CHAPOUTOT. Buxières-les-Mines (Allier).

Le 28 janvier dernier, P. F., charretier, fait une chute et le tombereau vide lui passe sur le partie inférieure de l'abdomen. A la médication voulue, j'ajoute l'ARHÉOL et, pendant quelques jours, le malade est aussi bien que possible.

Brusquement, l'on me fait demander, le blessé souffre beaucoup et ne peut plus uriner.

Je revenais pensif, me demandant pourquoi ce malade qui, hier et les autres jours urinait si bien, n'urinait plus, pourquoi il souffrait tant.

Par la sonde introduite, avec l'urine qui s'écoule, se dégage une odeur ammoniacale.

Le patient avoue n'avoir pas pris les pilules d'ARHÉOL prescrites, estimant que ces pilules introduites par la bouche ne pouvaient pas avoir d'action sur la vessie.

Il les reprend, tout va bien, il les cesse et, le lendemain, nous sommes obligés de recourir à la sonde. La médication est continuée, les capsules d'ARHÉOL administrées à doses moindres. ; tout rentre dans l'ordre.

En résumé, depuis bien longtemps, j'emploie vos capsules d'ARHÉOL, qu'il s'agisse de calmer les douleurs d'origine vésicale ou de modifier la nature de certaines urines, elles m'ont toujours réussi et cela à ma grande satisfaction.

L'ARHÉOL *n'est pas moins indiqué dans les cas de cystite consécutive à une affection médullaire.* Chez un malade atteint de cystite du col, consécutive à une myélite des cordons latéraux, le Dʳ ARMAND, Romans (Drôme), en a retiré les meilleurs effets.

Malade depuis une dizaine d'années, il souffre de sa cystite depuis plus de sept ans, et tous les balsamiques connus ne pouvaient arriver à soulager ses envies fréquentes d'uriner, surtout les envies nocturnes.

Depuis l'emploi de l'ARHÉOL, il peut dormir plus longtemps, il se repose, et les envies sont éloignées de trois et quatre heures, tandis qu'avant, elles revenaient régulièrement toutes les heures et demie.

Je ne saurais donc trop vous remercier pour le soulagement procuré, et je conseillerai toujours votre produit dans le ténesme vésical. De plus, les douleurs des reins sont nulles, ce qui n'existe pas dans la térébenthine et le santal.

De même dans les *cystites d'origine lithiasique* l'ARHÉOL est indiqué :

Souffrant moi-même, depuis plus de deux ans, écrit le Dᵣ SOPPOVITZ, Damas (Syrie), de coliques néphrétiques s'irradiant jusque dans la vessie, avec des urines troubles, épaisses, laissant un dépôt considérable de mucus et besoin fréquent d'uriner, indice d'un catarrhe chronique de la vessie, j'ai usé tous les médicaments indiqués sans aucun soulagement.

L'ARHÉOL *a mis fin à mes douleurs atroces* ; dès le premier jour, elles ont presque complètement disparu, en avalant seulement 9 capsules, aujourd'hui, je suis au cinquième jour du traitement, et ne sens plus aucune douleur; les urines sont devenues bien claires et le dépôt est presque insignifiant.

Dans l'observation suivante, la *cystite était due au voisinage d'un volumineux fibrome* :

J'ai prescrit l'ARHÉOL à une malade qui est atteinte de cystite par voisinage d'un volumineux fibrome abdominal, pesant sur la vessie par intermittences. Chaque mois, à l'époque de ses règles, elle éprouvait de la dysurie, du ténesme, et le cathétérisme que j'étais souvent obligé de pratiquer, était très douloureux. Nous avons pu, cette fois, grâce à 10 capsules d'ARHÉOL par jour, prises aussitôt les signes prodromiques des menstrues, empêcher cette crise mensuelle. Chaque mois, elle prendra l'ARHÉOL quelques jours à l'avance.

Dans le cas suivant, il s'agissait de *cystite typhique,* et cette cystite fut très rapidement améliorée par l'ARHÉOL. Le cas est assez intéressant pour valoir une citation complète :

A vingt et un ans, étant étudiant en médecine, j'ai contracté une fièvre typhoïde grave, forme adynamique.

Soit par défaut de cathétérisme, soit par propagation de l'infection, au quatrième septenaire, se manifesta une cystite aiguë très douloureuse. Cette cystite, traitée simplement par des frictions à l'huile de camomille sur l'abdomen, finit cependant par guérir au bout d'un mois environ, mais en me laissant une intolérance vésicale, qui persista surtout pendant les deux ou trois années qui ont suivi. Je ne souffrais pas, mais je devais vider ma vessie au moins toutes les deux heures. Puis tout symptôme morbide disparut ; mais un refroidissement, l'absorption d'un peu de bière (1 /2 litre suffisait), un exercice d'équitation un peu prolongé, ne manquait jamais de déterminer le soir ou le lendemain quelque douleur très aiguë, mais de très courte durée. Cela dura ainsi une quinzaine d'années. Depuis trois ans environ, ces douleurs devenaient plus fréquentes.

Il y a deux mois, je ressentis les douleurs caractéristiques d'une cystite du col de la vessie. Aucune cause, sinon peut-être un service momentanément plus pénible, ne peut être invoquée ; j'attribuai ces douleurs au réveil de ma cystite typhique, qui datait de près de vingt ans. J'eus tort de croire à sa guérison spontanée et ne fis rien au début pour me soigner. Mais la maladie, après sept à huit jours, ne tarda pas à s'aggraver, au point que je dus me mettre au lit. Je souffrais cruellement jour et nuit ; non seulement les mictions fréquentes étaient très pénibles, mais la palpation de la région était très douloureuse. Des confrères que j'appelai à mon aide examinèrent la prostate qui parut normale, non douloureuse, et cependant j'éprouvais, avec des épreintes vésicales, du ténesme rectal.

L'urine, très trouble, ne contenait que très peu d'albumine, mais un dépôt épais composé de débris de cellules épithéliales, de nombreux leucocytes, de quelques globules sanguins et de nombreux bacilles qui, par leur apparence et leur coloration ressemblaient au coli-bacille. Pas de bacilles de Koch, ni de concrétions d'acide urique ou de phosphate.

Cependant, après quinze jours de repos, avec un régime lacté presque complet, après des bains, des lavements, des purgatifs, des balsamiques variés, je me crus guéri, et je tentai de reprendre mon service.

Mais au bout de trois ou quatre jours, bien que j'aie continué l'usage du lait, des eaux de Vittel ou de Contrexéville, des balsamiques, je sentis le mal revenir peu à peu.

C'est alors que je reçus un flacon d'ARHÉOL. Cessant tout autre traitement, sauf le lait comme boisson en mangeant, et un peu d'eau de Vittel, j'ai pris huit capsules par jour.

A ma grande satisfaction, après deux jours seulement, je constatai une grande amélioration. Huit jours après, bien que j'aie continué mon service malgré cette rechute, je pouvais me considérer comme guéri, du moins quant aux symptômes douloureux. Je diminuai progressivement la dose jusqu'à quatre capsules par jour.

Mais ce n'est qu'après six semaines que je cessai de constater la présence des bacilles et des leucocytes.

Cependant, si je cesse de prendre l'ARHÉOL, après deux ou trois jours, de légères douleurs réapparaissent. Je pense que je devrai encore continuer pendant quelque temps ce traitement à l'exclusion de tout autre. Mais, d'après ce que j'ai constaté, je suis convaincu que l'ARHÉOL me procurera une guérison complète.

En résumé, il s'agit d'une cystite aiguë qui semblait guérie par les traitements ordinaires, mais qui récidiva dès que ce traitement fut suspendu et que j'essayai de reprendre ma vie ordianire. Puis, sans rien diminuer de mes occupations, cette cystite est très rapidement améliorée par l'ARHÉOL, et enfin, je l'espère, peu à peu guérie complètement.

L'ARHÉOL améliore encore les *cystites d'origine grippale* comme l'ont indiqué le Dr MASSINA, Oms, et le D^r Ch. CASTANET, Montesquieu-Volvestre.

Mme X., quarante ans, antécédents héréditaires d'arthritisme ; personnels : néant. Au déclin d'une grippe à forme gastro-intestinale, avec amygdalite légère, se plaint de ressentir un besoin d'uriner très fréquent, en même temps que la miction, à la fin surtout, est douloureuse. L'urine est uniformément trouble.

Nous donnons de l'eau de Vittel pour provoquer un lavage des reins. Néanmoins, les symptômes s'aggravent ; la fréquence est augmentée nuit et jour, la fin de la miction est très pénible, il persiste une vive douleur rétro-pubienne, l'urine est trouble, légèrement brune.

Nous prescrivons : compresses chaudes sur le bas-ventre, lavements émollients laudanisés et ARHÉOL, 3 capsules le premier jour, 5 le deuxième, 7 le troisième, puis 8 pendant dix jours. Au dixième jour, la douleur disparaît complètement. tout rentre dans l'ordre après moins de quinze jours de traitement. Nous avons revu cette malade qui depuis un an n'a plus rien ressenti.

Mêmes résultats favorables dans la *cystite blennorrhagique*. Il nous semble superflu d'insister sur ce fait que de très nombreuses observations ont prouvé depuis fort longtemps.

L'ARHÉOL *peut donner de grandes améliorations dans la cystite tuberculeuse.*

Mlle L. X..., employée dactylographe, néphrectomisée il y a quatre ans, pour tuberculose rénale, est, depuis six mois, reprise de douleurs vésicales. On entreprend, pour soulager les phénomènes de cystite qu'elle présente, les instillations d'huile goménolée et de sublimé au 1/10.000 sans alcool. La pollakiurie diminue, les urines sont améliorées, mais la douleur persiste après un mois de traitement. On ordonne alors l'ARHÉOL à raison de 6 capsules par jour : 2 le matin, 2 à midi, 2 le soir. *Après trois jours, les douleurs ont disparu* et depuis six semaines que dure le traitement interne à l'ARHÉOL, la malade se croit guérie et serait tentée d'arrêter son traitement.

Nous continuons, malgré l'euphorie de la malade, le traitement local et lui faisons aussi continuer l'emploi de l'ARHÉOL, car nous savons que, malgré l'amélioration évidente, la malade souffre d'une cystite tuberculeuse entretenue par une tuberculose du rein qui reste.

Mêmes succès dans le *catarrhe de la vessie*, suivant l'opinion de MM. les Drs DEVERS, Saint-Jean-d'Angély ; LEROUX, Landelles ; CHAPOUTOT, Buxières-les-Mines, etc.

Le succès de l'ARHÉOL est indépendant de la cause même de la cystite. — Voici quelques exemples.

Dans le cas de M. le Dr FÉLIX, Panissières (Loire), il s'agissait de *cystite rhumatismale.*

L'ARHÉOL m'a donné plein succès dans un cas de cystite rhumatismale avec dysurie et miction très douloureuse. Les capsules de Santal, employées précédemment, n'avaient donné aucun résultat appréciable.

Je pense que l'ARHÉOL est le médicament d'avenir pour la majeure partie des malades de la vessie et annexes.

Le cas de M. le Dʳ MÉTIFEU, Rubry (Morbihan), concerne, lui, un cas de *cystite infectieuse évoluant vers la chronicité*.

J'ai expérimenté votre ARHÉOL chez une malade indigente atteinte de cystite infectieuse tendant à devenir chronique. L'amélioration a été si sensible, que cette malade se croyait guérie.

Dans le cas du Dʳ BASTIN, Pont-à-Celles (Belgique), *la cystite avait succédé à un cathétérisme septique.*

Malade : ancien soldat d'Afrique, *sans antécédents*. A fait, il y a deux ans, une chute sur le bassin et a subi le cathétérisme, au moyen d'une sonde métallique probablement infectée ; depuis lors, cystite chronique et goutte militaire, dans laquelle on trouve de nombreux gonocoques.

Le malade prend les deux flacons que je lui remets : les symptômes de cystite disparaissent, la goutte du matin devient plus liquide et moins abondante, mais l'analyse y découvre toujours le gonocoque.

Je prescris six flacons d'ARHÉOL. La goutte disparaît peu à peu, et quand je revois le malade pour prélever le liquide nécessaire à l'analyse, tout écoulement a disparu.

Conclusion : L'ARHÉOL mérite d'être employé dans les cas d'affections vésicales ou urétrales d'origine gonococcique, mais le traitement, pour être efficace, doit être continué quelque temps.

L'ARHÉOL peut avantageusement être prescrit à tout âge. — Le Dʳ LAFOLIE, professeur d'hygiène navale à l'École d'hydrographie, a prescrit l'ARHÉOL avec un très réel succès dans un cas de cystite chez une jeune fille de quinze ans.

Voici un autre cas relevé par le Dʳ GODIVIER, Blanville (Seine-Inférieure) et concernant un vieillard :

L'ARHÉOL a produit très bon effet sur mon vieux malade (soixante-dix-neuf ans), et sa vieille cystite (vingt-cinq ou trente ans).

Les *douleurs épouvantables* de la miction ont disparu à l'emploi du premier flacon. Les urines se sont beaucoup amendées et, de *purulentes* qu'elles étaient, depuis plus de deux ans, ne laissent actuellement qu'un léger dépôt.

J'en arrive à croire à un succès presque complet, surtout en voyant le premier résultat, le plus significatif pour l'entourage : *arrêt presque immédiat des douleurs de la miction* et rareté des mictions. Il urinait plus de *trente fois* en vingt-quatre heures, avec épreintes douloureuses, surtout la nuit, et échappement involontaire des matières fécales, par suite des efforts. Actuellement, mictions encore fréquentes (dix à douze fois en vingt-quatre heures, quatre cinq fois au plus la nuit), sommeil presque calme et *plus de douleurs*.

Devant ces résultats, on comprend l'appréciation flatteuse de certains médecins sur l'activité de l'ARHÉOL dans les cystites.

Nous pourrions encore citer les témoignages de MM. les Docteurs : MATHIEU, Mouchard (Jura), COQUAUD, La Mothe-Achard (Vendée), COUDEYRAS, Rochefort-sur-Mer (Charente-Inférieure), LARCHE, Cornimont (Vosges), UNGAR, à Vaslui (Roumanie), MONGIN, TOURNAIRE, à Triel (Drôme), BERTIN, Trois-Ponts (Belgique), ANTHOON père, Doel (Belgique), GRIMALDI, Marignana (Corse) PONS, Auxonne (Côte-d'Or), CARPENTIER, Bertaucourt-les-Dames (Doubs), LIVADAS, Céphalonie (Grèce), PELLET, à Maringues (Puy-de-Dôme), CHANU, à Meudon, LOUVIOT, à Gerbéviller (Meurthe-et-Moselle), VERATTI, méd. des hôp. de Milan (Italie), CARRIER, à Colon (Rép. Argent.), MASSART, Jemmapes (Belgique), SÉE, Mons (Belgique), CHARCOT, Artemare (Ain), CHOUSSAUD (Loir-et-Cher), LECONTE, Crécy-en-Ponthieu (Somme), ALFONDARI, Damas (Turquie d'Asie) HALBRECHT, Saint-Gilles, Bruxelles (Belgique), DE MENDONCA, Juiz de Forez (Brésil), MARTIN, à Conches (Eure), BRUN, à Toulouse (Haute-Garonne), BOURY, Issy (Seine), AMAND, Hamoin (Belgique), LIPA BEY, Le Caire (Egypte), RIBOT, Paris.

***

Les faits montrent donc que l'ARHÉOL, administré avec prudence au cours des cystites chroniques, modifie très rapidement les caractères des urines qu'il éclaircit d'une façon remarquable. Il exerce, de plus, une influence heureuse sur les symptômes fonctionnels correspondants et, en particulier, sur les douleurs. Il prévient la plupart des complications. Il diminue la durée totale de l'affection, qu'il peut même, dans certains cas, guérir définitivement. Il n'occasionne jamais de phénomènes d'intolérance, quelle que soit la période pendant laquelle on le prescrit.

Il mérite donc d'être considéré comme le médicament spécifique de la cystite chronique.

CHAPITRE IV

L'Arhéol dans les Pyélonéphrites

L'Arhéol convient essentiellement à la pyélonéphrite. Il jouit, en effet, de la propriété d'éclaircir les urines d'une façon rapide et durable, modifiant ainsi la pyurie, améliore les symptômes généraux et s'oppose, dans une très notable mesure, à l'installation de la septicémie. Aussi s'explique-t-on qu'il ait donné déjà d'excellents résultats, dans un très grand nombre de cas de pyélonéphrites.

C'est ce qu'ont observé les docteurs Giovanetti-Smerczek et Bouye.

Le Dr Pedro de Campos, à Fundâo (Portugal), cite le cas suivant:

Un homme vigoureux, âgé de vingt-huit ans, a contracté une urétrite blennorrhagique en 1897 ; l'année suivante apparaît une cystite et aussitôt la pyélonéphrite. *Malgré tous les traitements employés*, les symptômes ne s'affaiblissent pas. Je prescris l'Arhéol. Dès le lendemain, l'amélioration est évidente. Au bout de huit jours, le pus avait disparu complètement des urines : celles-ci ne fermentent plus, ont aujourd'hui tous les caractères de la normalité avec la disparition des symptômes subjectifs.

Nous avons reçu, tout récemment, une intéressante observation du docteur Gagnière. Celle-ci a trait à une jeune fille de 19 ans, atteinte, depuis plusieurs mois, de pyonéphrose rebelle à tout traitement, et guérie, en quinze jours, par l'Arhéol.

Mlle X...,jeune fille de forte santé, âgée de dix-neuf ans, est fatiguée depuis six mois environ sans cause appréciable. Cependant sa mère crut remarquer qu'elle devait avoir un trouble du côté vésical, car elle lui paraissait souffrir à chaque miction. Après surveillance, elle trouva la malade en proie à de vives souffrances chaque fois qu'elle urinait. Elle lui expliqua alors qu'elle souffrait de douleurs intolérables au moment même de la miction. L'urine abandonnait un dépôt muco-purulent. On conclut primitivement à une inflammation vésicale, on prescrivit divers moyens thérapeutiques, diurétiques, émollients, bains de siège, injections urétro-vésicales avec solution boriquée. Le malaise ne diminuant pas, on me fit appeler. L'analyse bactériologique des urines ne permit de diagnostiquer pyonéphrose, accompagnée d'urétrocystite. Aucun balsamique n'ayant provoqué de soulagement, je prescrivis l'ARHÉOL, à raison de 2 capsules le matin, 2 à quatre heures, 2 le soir. Régime lacté, et suppression des injections. L'état infectieux diminua peu à peu, la miction devint plus facile et les urines moins troubles et beaucoup moins purulentes. Le taux de l'urée, très bas au début, 14 grammes par vingt-quatre heures, remonta sensiblement, l'albumine rétractile disparut peu à peu. Au bout de quinze jours de traitement, le pus avait disparu des urines, la miction se faisait à peu près normalement, à peine une légère douleur. La continuation de l'ARHÉOL fit disparaître la douleur, et la guérison fut complète au bout de trois mois.

Récemment encore, le Dr GALIMARD de Flavigny, nous communiquait l'observation suivante :

Femme L..., âgée de trente-cinq ans, a eu des coliques hépatiques et néphrétiques Depuis quelque temps elle maigrissait, perdait l'appétit et elle avait un peu de fièvre.

La malade avait un peu de polyurie et les urines sont devenues troubles et purulentes, se séparant en deux couches bien distinctes ; à l'exploration du rein droit, on constate une certaine douleur à la pression.

Je prescris un régime léger et diurétique, mais la malade n'accuse aucun soulagement. Quelques douleurs du côté de la vessie apparaissent.

L'ARHÉOL est alors essayé et en très peu de temps une amélioration très notable est obtenue.

La médication est continuée et actuellement la malade se porte bien ; les urines sont redevenues claires et normales. Plus de douleurs du côté du rein. La malade mange avec appétit et reprend son embonpoint.

Contre la pyurie, l'expérience quotidienne démontre que l'ARHÉOL constitue un remède extrêmement efficace, dont la valeur a été reconnue, entre autres autorités, par M. le professeur LEGUEU. La pyurie constituant le symptôme fondamental de la pyélonéphrite, l'ARHÉOL constitue donc, pour cette affection, le meilleur traitement préventif et curatif.

QUATRIÈME PARTIE

CONCLUSIONS GÉNÉRALES

Nous croyons inutile d'insister davantage sur la valeur de l'ARHÉOL, les observations publiées antérieurement dans le *Monde Médical* montrent l'efficacité de la garantie thérapeutique de ce produit pur, constant et toujours identique.

L'examen critique des nombreuses observations cliniques sur l'ARHÉOL permet de formuler les conclusions suivantes :

I. — *Dans la* blennorrhée, *dans les* urétrites, *on peut donner l'*ARHÉOL, *à toutes les périodes : il guérit d'autant mieux qu'il est administré à une période plus rapprochée du début.*

II. — *Dans la* cystite aiguë, *l'*ARHÉOL *possède une remarquable* action sédative sur les douleurs ; *il modifie rapidement la purulence et diminue la fréquence des mictions ; son emploi n'offre aucun danger.*

III. — *Dans les* cystites *et* urétrites chroniques, *il doit toujours être essayé avant les autres méthodes classiques : sondages, instillations, lavages ; il améliore l'état des urines, calme les douleurs, rend plus rares les mictions : il constitue* le médicament par excellence de ces affections *si rebelles aux traitements classiques.*

IV. — *Dans la* pyurie, *la* pyélite, *la* pyélonéphrite, *l'*ARHÉOL *s'est toujours montré comme le* meilleur modificateur urinaire.

V. — *Dans toutes les* affections douloureuses *des voies uri-naires, l'*ARHÉOL *est un* analgésique remarquable.

VI. — *L'*ARHÉOL *est admirablement toléré par l'organisme; quelle que soit la dose à laquelle on le prescrit et quelle que soit la durée du traitement, il ne donne lieu à aucun accident d'élimi-nation ; il réussit là où les meilleurs balsamiques avaient échoué.*

TABLE DES MATIÈRES

PREMIÈRE PARTIE
Etude clinique.

DEUXIÈME PARTIE

Thérapeutique traditionnelle

TROISIÈME PARTIE
L'Arhéol dans les maladies des voies urinaires

PARIS. — IMPRIMERIE E. DESFOSSÉS, 13, QUAI VOLTAIRE. —51782

BLENNORRHAGIES, CYSTITES

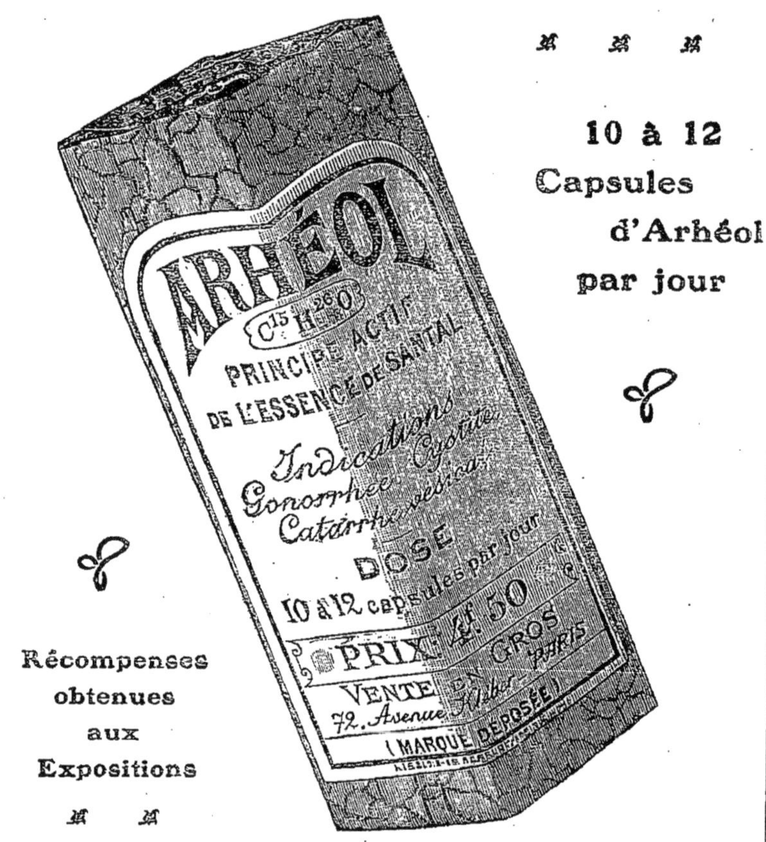

**10 à 12
Capsules
d'Arhéol
par jour**

**Récompenses
obtenues
aux
Expositions**

Hors Concours	PARIS 1900	Grand Premier Prix	SAINT-LOUIS 1904
Membre du Jury	LIÉGE 1905		
	MILAN 1906	Grand Prix......	BUENOS-AIRES 1910

Hors Concours, Président du Jury { LONDRES 1908 / BRUXELLES 1910 / TURIN 1911

EN VENTE DANS TOUTES LES PHARMACIES

DÉTAIL : Pharmacie VIALA, 14, Avenue des Ternes, PARIS

BLENNORRHAGIES, CYSTITES

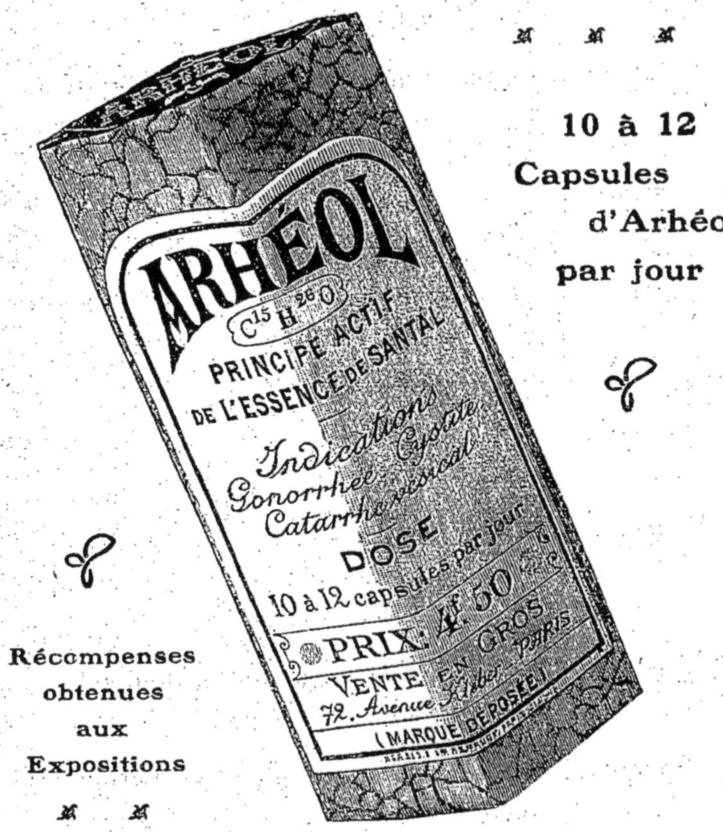

10 à 12
Capsules
d'Arhéol
par jour

Récompenses
obtenues
aux
Expositions

Hors Concours { PARIS 1900
Membre du Jury { LIÉGE 1905
MILAN 1906

Grand Premier Prix { SAINT-LOUIS 1904
Grand Prix . . . . . . BUENOS-AIRES 1910

Hors Concours, Président du Jury { LONDRES 1908
BRUXELLES 1910
TURIN 1911

EN VENTE DANS TOUTES LES PHARMACIES

DÉTAIL : Pharmacie VIALA, 14, Avenue des Ternes, PARIS

RIODINE

$$[\,(C^{18}\,H^{33}\,O^3\,I\,H)^3\,C^3\,H^5\,]$$

La Riodine, iode organique assimilable, chimiquement défini et stable ;

La Riodine agit efficacement et longtemps, même à petites doses.

DOSE MOYENNE :

2 à 6 perles par jour à la fin des repas

La Riodine ne provoque pas d'accidents d'iodisme.

La Riodine se prescrit dans tous les cas où les iodures sont indiqués.

La Riodine active l'élimination des déchets organiques.

La Riodine exerce une action plus durable que que celle des iodures.

La Riodine est mieux tolérée que les iodures.

ARTÉRIO-SCLÉROSE

GOUTTE - RHUMATISME - OBÉSITÉ

RIODINE

$$[(C^{18} H^{23} O^{3} I H)^{3} C^{3} H^{5}]$$

La Riodine, iode organique assimilable, chimiquement défini et stable ;

La Riodine agit efficacement et longtemps, même à petites doses.

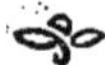

DOSE MOYENNE :

2 à 6 perles par jour à la fin des repas

La Riodine ne provoque pas d'accidents d'iodisme.

La Riodine se prescrit dans tous les cas où les iodures sont indiqués.

La Riodine active l'élimination des déchets organiques.

La Riodine exerce une action plus durable que que celle des iodures.

La Riodine est mieux tolérée que les iodures.

ARTÉRIO-SCLÉROSE,
GOUTTE = RHUMATISME = OBÉSITÉ

Les GRANULÉS ASTIER doivent être considérés comme les végétaux eux-mêmes, dont les parties inutiles ou rebelles à l'absorption ont été remplacées, à poids égal, par le sucre ; ils en ont la couleur, le parfum et en possèdent exactement toutes les propriétés thérapeutiques.

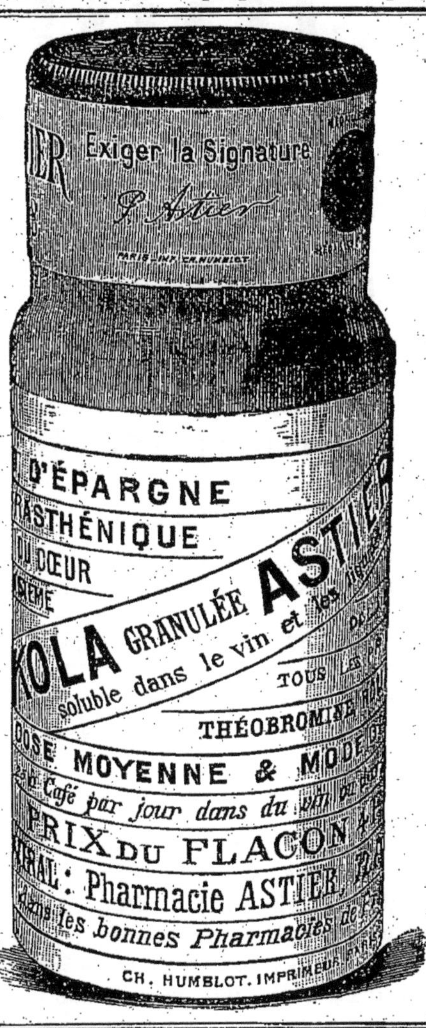

KOLA ASTIER GRANULÉE

ANTINEURASTHÉNIQUE

Deux Cuillerées à café par jour

Exiger la signature : P. ASTIER

Refuser les imitations et contrefaçons

RÉCOMPENSES OBTENUES AUX EXPOSITIONS :

HORS CONCOURS	PARIS 1900	GRAND PREMIER PRIX SAINT-LOUIS 1904
	LIÉGE 1905	GRAND PRIX......... BUENOS-AIRES 1910
MEMBRE DU JURY	MILAN 1906	

HORS CONCOURS, PRÉSIDENT DU JURY

LONDRES 1908
BRUXELLES 1910
TURIN 1911